糖降下作用の目安[時間(皮下注射後)]			外観	性状	pH	浸透圧比(生理食塩液に対する)	会社名
発現	最大作用発現	作用持続					
~20分	1~3	3~5	無色澄明の液		7.2~7.6	0.8~1.0	ノボ ノルディスクファーマ株式会社
分未満	0.5~1.5	3~5	無色澄明の液				
分未満	0.5~1.5	3~5	無色澄明の液				
~20分	1~4	約24	白色の懸濁液	30%溶解70%結晶性	7.2~7.44	0.8~1.1	ファーマ株式会社
~20分	1~4	約24	白色の懸濁液	50%溶解50%結晶性	7.1~7.44	0.8~1.1	
~20分	1~4	約24	白色の懸濁液	70%溶解30%結晶性	7.1~7.44	0.8~1.1	
分未満	0.5~6	18~24	白色の懸濁液	25%溶解75%結晶性	7.0~7.8	約0.9	日本イーライリリー株式会社
分未満	0.5~4	18~24	白色の懸濁液	50%溶解50%結晶性	7.0~7.8	約0.9	日本イーライリリー株式会社
~20分	1~3	>42時間	無色澄明の液		7.0~7.8	0.8~1.2	ノボ ノルディスクファーマ株式会社
~0.5	1~3	約8	無色澄明の液		7.0~7.8	0.6~0.8	ノボ ノルディスクファーマ株式会社
~1	1~3	5~7	無色澄明の液		7.0~7.8	約0.8	日本イーライリリー株式会社
~0.5	2~8	約24	白色の懸濁液	30%溶解70%結晶性	6.9~7.5	0.8~1.0	ノボ ノルディスクファーマ株式会社
~1	2~12	18~24	白色の懸濁液	30%溶解70%結晶性	7.0~7.8	約0.8	日本イーライリリー株式会社
~1.5	4~12	約24	白色の懸濁液	結晶性	6.9~7.5	0.8~1.0	ノボ ノルディスクファーマ株式会社
~3	8~10	18~24	白色の懸濁液	結晶性	7.0~7.5	約0.9	日本イーライリリー株式会社
~1	3~14	約24	無色澄明の液		7.2~7.6	0.8~1.1	ノボ ノルディスクファーマ株式会社
し(定常状態※)	明らかなピークなし	>42時間	無色澄明の液		7.2~8.0	0.8~1.2	ノボ ノルディスクファーマ株式会社
~2	明らかなピークなし	約24	無色澄明の液		3.5~4.5	約0.8	日本イーライリリー株式会社
~2	明らかなピークなし	約24	無色澄明の液		3.5~4.5	約0.8	サノフィ株式会社
~2	明らかなピークなし	>24時間	無色澄明の液		3.5~4.5	約0.8	サノフィ株式会社
~2	明らかなピークなし	約24	無色澄明の液		3.8~4.5	0.7~0.9	富士フイルム富山化学株式会社

インスリン療法マニュアル 第5版

Insulin Therapy Manual

|編集|

薄井　勲 ［獨協医科大学教授］
戸邉一之 ［富山大学教授］

文光堂

執筆者一覧

● 編集

薄井　勲	獨協医科大学内分泌代謝内科教授
戸邉一之	富山大学医学部第一内科教授

● 執筆(執筆順)

戸邉一之	富山大学医学部第一内科教授
薄井　勲	獨協医科大学内分泌代謝内科教授
浦風雅春	かみいち総合病院糖尿病センター長
伊藤みか	富山県済生会富山病院糖尿病内分泌内科部長
鈴木ひかり	JCHO高岡ふしき病院内科医長
手丸理恵	万葉クリニック院長
高野敦子	富山県済生会高岡病院内科部長
佐藤　啓	JCHO高岡ふしき病院糖尿病・内分泌代謝内科部長
加藤弘巳	JCHO高岡ふしき病院名誉院長
山崎勝也	つくば糖尿病センター川井クリニック院長

● 協力

八木邦公	富山大学医学部第一内科講師
朴木久恵	富山大学医学部第一内科
藤坂志帆	富山大学医学部第一内科
中條大輔	富山大学附属病院臨床研究管理センター特命教授

序文，第5版編集にあたって

本書「インスリン療法マニュアル」は平成4年に初版が発行され，約27年の長きにわたって，インスリン療法の基礎を学ぶマニュアルとして多くの医師，医療関係者に愛読されてきた．第4版が発行された平成20年から11年の時が経ち，インスリン療法も大きく様変わりした．例えば速効型より超速効型，中間型より持効型溶解，二相性より配合溶解インスリンを使用することで，より生理的なインスリン分泌に近いインスリン療法が可能になった．経口血糖降下薬に基礎インスリンを併用するいわゆるbasal-supported oral therapy(BOT)が普及し，また注入器等のデバイスが改良されたことによって，小児から高齢者まで広く，より安全かつ簡便にインスリン療法を受けることができるようになった．さらに最近では，持続皮下インスリン注入療法(continuous subcutaneous insulin infusion；CSII)や持続血糖モニター(リアルタイムcontinuous glucose monitoring；CGM)，flash glucose monitoring(FGM)など，インスリン療法に関連する機器等にも大きな進歩があった．第5版の編集にあたっては，これらを踏まえて内容を新しいものにした．カーボカウントやsensor augmented pump(SAP)療法などは，専門の成書による補足が必要になると思われるが，それらの適応や基本的な考え方については初心者にも理解しやすいように配慮した．このような点からも「インスリン療法マニュアル第5版」は，

とくにこれからインスリン療法の基礎を学びたい人，糖尿病の最新かつ適切なインスリン療法を実施したい人にとって，広くお役立ていただけると確信する．

　初版より本書の編集をされてきた，前富山大学第一内科教授・病院長の小林正先生が平成30年末に逝去された．第5版の編集も小林先生の強い御意志により開始され，富山大学第一内科のスタッフおよびOBを中心に執筆がなされた．小林先生より薄井と戸邉が編集を引き継いだが，第5版発行に対する故人の遺志も併せて引き継いだつもりである．最後に，大変な編集作業に最後までご尽力いただいた，文光堂の佐藤真二氏に深く感謝申し上げる．

令和元年5月

獨協医科大学内分泌代謝内科教授　薄井　勲
富山大学第一内科教授　戸邉一之

初版編集にあたって

　本書は昭和62年に雑誌ホルモンと臨床特別増刊号「インスリン治療マニュアル」として出版以来5年間が経過し，その間に改訂版を出版，諸先生からこのマニュアルに対するご批判とご要望，また，広く温かいご支援をいただいた．

　この度，「インスリン療法マニュアル」と装いを変え，第一線で糖尿病治療に携わっている勤務医，研修医，看護婦がベッドサイドで利用できるインスリン治療の手引として文光堂が出版することになった．今回は，内容の改訂だけでなく，読みやすさ使いやすさの向上をはかった．「改訂　インスリン治療マニュアル」から3年経過し，その間に新しいインスリン製剤，血糖自己測定やCSII用の機器などが市販されるようになったので，これらも吸収しup to dateなものにしてある．

　この出版にあたり快く単行本化をご了承下さった医学の世界社 吉田克也社長，常に新しい情報の提供など支援していただいたノボノルディスク社福岡桂子氏，使いやすさの向上のために骨折っていただいた文光堂の酒井氏はじめスタッフの方々に感謝の意を表したい．

平成4年2月

富山医科薬科大学 第一内科 教授　小林　　正

目次
contents

第1章　今日のインスリン療法とその目標　　1
A. インスリン療法とその目標　　2
B. 血糖コントロールの基準　　2

第2章　インスリン療法の適応と自己管理　　7
A. インスリン療法の絶対的適応　　8
1. 1型糖尿病　　8
2. 糖尿病昏睡（糖尿病ケトアシドーシス，高浸透圧高血糖状態，乳酸アシドーシス）　　8
3. 重症感染症，外傷，中等度以上の外科手術などの急性ストレス時　　8
4. 妊娠中，妊娠後および妊娠予定者　　9
5. 経静脈栄養時の血糖コントロール　　9
6. 経口血糖降下薬の禁忌時　　9
7. 重度の肝，腎障害合併時　　9
8. 膵疾患　　9

B. インスリン療法の相対的適応　　10
C. インスリン療法における自己管理　　12
1. 理想的な自己管理　　12
2. チーム医療の重要性　　12
3. 患者教育の重要性　　12

第3章　インスリン製剤の分類　　15
A. インスリン製剤の種類と作用動態　　16
1. 持効型溶解インスリンアナログ製剤　　16
2. 超速効型インスリンアナログ製剤　　21
3. 速効型ヒトインスリン製剤　　24
4. 配合溶解インスリンアナログ製剤　　25
5. 二相性/混合型インスリンアナログ製剤　　26
6. 混合型ヒトインスリン製剤　　28
7. 中間型ヒトインスリン製剤　　29

B. インスリン製剤の剤型と特徴 ... 31
C. インスリンペン型注入器用の注射針 ... 34
1. インスリンペン型注入器用の注射針 ... 34
2. 注射針を使用する際の注意点 ... 34
D. インスリン製剤に関する留意点 ... 36
1. 製剤の保存 ... 36
2. 皮下からの吸収に影響を与える因子 ... 36
3. インスリンの吸着 ... 36

第4章 インスリン療法の指導 ... 39
A. 自己注射指導のポイント ... 40
1. インスリン療法の適応 ... 40
2. 入院で指導するか，外来で指導するか ... 40
3. 注射パターンの選び方 ... 40
B. 患者の指導とサポート ... 41
1. 事前の説明と説明内容 ... 41
2. 注射する部位 ... 41
3. インスリン注射の実際 ... 41
4. インスリン注射の手順 ... 42
5. インスリン注射管理上の注意点 ... 44
6. 低血糖への対応 ... 44
7. 血糖自己測定（SMBG） ... 45
8. インスリン療法の継続管理 ... 45

第5章 インスリン注射の選択と実際 ... 47
A. インスリン注射の選択 ... 48
B. 注射回数の多い注射法（強化インスリン療法を含む） ... 48
1. 目 的 ... 48
2. 適 応 ... 49
3. 初回注射量と分割，その後の調節 ... 50
4. 強化インスリン療法の主な注射パターン ... 52
　超速効型毎食前（1日3回）＋持効型溶解就寝前（1日1回） ... 52
5. 強化インスリン療法に準じた主な頻回注射パターン ... 54
　①超速効型（あるいは速効型）毎食前（1日3回） ... 54

	②配合溶解朝夕食前(1日2回)+超速効型昼食前(1日1回)	56
	③超速効型朝昼食前(1日2回)+配合溶解夕食前(1日1回)	58

C. 注射回数の少ない簡便なインスリン療法　60

- **1** 適　応　60
- **2** 初回注射量と分割，その後の調節　60
- **3** 配合溶解インスリン(あるいは混合型インスリン)を用いた簡便な注射パターン　60
  - ①1日2回法　61
  - ②1日1回法　61
- **4** 持効型溶解インスリンを用いた簡便な注射パターン（1日1回法）　62

D. 血糖自己測定（SMBG）　63

- **1** 簡易血糖測定器と採血器（ランセット）　63
- **2** 測定の方法，手順　64
- **3** 基本的な測定のタイミング　64
- **4** 追加測定の必要なタイミング　64
- **5** 測定の目安，おおむね順調と考えるひとつの目安　65
- **6** 食後血糖の考え方　65
- **7** 測定値の評価と使い方　65

第6章　持続皮下インスリン注入療法（CSII）　69

A. CSIIの有用性と適応　70

- **1** 持続皮下インスリン注入療法（continuous subcutaneous insulin infusion；CSII）とは　70
- **2** CSIIの有用性　70
- **3** CSIIの適応　71
- **4** CSII導入の条件　71
- **5** CSIIの導入法　71
- **6** CGM（持続血糖モニター）　72
- **7** SAP療法　75

B. 主要製品と主な特徴　77

C. 一般的な使用方法　81

- **1** CSIIでの血糖管理目標　81
- **2** 注入量の決定　82
- **3** 追加注入のタイミング　85

4 使用インスリン製剤		86
5 その他		86

D. 注意すべき有害事象と解決方法 … 87
1 ポンプ・チューブ・針のシステム不良，操作ミスなどによるトラブル … 87
2 皮膚や皮下のトラブル … 88
3 低血糖 … 89
4 高血糖，ケトーシス，ケトアシドーシス … 89

第7章 さまざまなケースにおけるインスリン療法 … 91

A. 糖尿病昏睡 … 92
1 糖尿病に関連して意識障害，昏睡をきたす病態 … 92
2 糖尿病ケトアシドーシス(DKA)と高浸透圧高血糖状態(HHS) … 92
3 低血糖症 … 107
4 乳酸アシドーシス … 108

B. 合併症を有する患者 … 109
1 重度の血管合併症を有する場合の血糖コントロールの原則 … 109
2 糖尿病網膜症 … 109
3 糖尿病腎症 … 109
4 糖尿病神経障害 … 113
5 肝硬変 … 113

C. シックデイ … 114
1 シックデイとは … 114
2 患者教育 … 114
3 シックデイのインスリン注射調整 … 115
4 シックデイの経口薬の調整 … 115
5 シックデイで入院加療の適応 … 116

D. 妊 娠 … 116
1 糖尿病合併妊娠における問題点 … 116
2 計画妊娠の必要性 … 117
3 妊娠中の管理 … 118
4 妊娠糖尿病 … 120

E. 小児糖尿病 … 123

1 1型糖尿病	123
2 2型糖尿病	126

F. 不安定型糖尿病（1型糖尿病） … 129

G. 周術期およびICUでのインスリン使用法 … 130
1 術前の血糖コントロール（術前経口摂取可能な場合） … 131
2 全身麻酔で大手術の場合やICUでの管理 … 131
3 術後の血糖コントロール … 132

H. ステロイド使用糖尿病 … 133
1 ステロイド（グルココルチコイド）と糖代謝の留意点 … 133
2 食事療法・内服治療中の糖尿病患者の場合 … 134
3 非糖尿病患者における発症の場合 … 135
4 インスリン投与中の糖尿病患者の場合 … 135
5 ステロイドパルス療法時 … 135

I. 海外旅行時のインスリン療法 … 136
1 海外旅行のための準備・持ち物 … 136
2 海外旅行時のインスリン注射について … 140
3 海外旅行時のインスリン調節例 … 141

J. 経口薬からの切り替え（2型糖尿病） … 142
1 経口薬からの切り替え時の注意 … 142
2 切り替えの実際 … 143

K. 経口薬との併用（2型糖尿病） … 145
1 各種経口薬とインスリンの併用の実際 … 145

第8章 低血糖への対応と心得ておきたい副作用 … 149

A. 低血糖 … 150
1 良好な血糖コントロールとは … 150
2 低血糖の定義および原因 … 150
3 低血糖時の症状 … 152
4 低血糖の診断 … 153
5 検　査 … 153
6 治　療 … 153
7 低血糖の予防 … 154

B. インスリンの副作用 … 155
1 インスリン注射部位における皮膚症状 … 155

- **2** 抗インスリン抗体の出現に伴う異常 ... 158
- **3** 全身性副作用 ... 159
- **4** インスリン浮腫・治療後有痛性神経障害・糖尿病網膜症の悪化など ... 160

第9章 GLP-1 受容体作動薬の特徴と使用法 ... 163
A. GLP-1 受容体作動薬 ... 164
- **1** 目 的 ... 164
- **2** 適 応 ... 164
- **3** 治療の実際 ... 164

付 録 ... 167

糖尿病ならびに生活習慣病関連の診断基準,治療指針,臨床検査基準値等 ... 168
- 空腹時血糖値および75gOGTTによる判定区分と判定基準 ... 168
- 血糖コントロールの指標と評価 ... 168
- 高齢者糖尿病の血糖コントロール目標(HbA1c値) ... 169
- 代表的な血糖コントロール関連臨床検査 ... 170
- 代表的な膵臓関連検査 ... 170
- 代表的な生化学検査 ... 170
- 代表的な血清脂質関連検査 ... 170
- 成人における血圧値の分類(mmHg) ... 171
- 診察室血圧に基づいた心血管病リスク層別化 ... 171
- メタボリックシンドロームの診断基準 ... 173
- 動脈硬化性疾患予防ガイドライン(日本動脈硬化学会2017年) ... 173

インスリン製剤に関連した在宅自己注射の保険システム ... 176
- 院内処方の場合 ... 176
- 院外処方の場合 ... 178

富山大学第一内科のインスリンポンプ(CSII)初期設定用チェックリスト ... 180

インスリン療法関連の主要インターネットサイト ... 182

索 引 ... 183

著者，編集者ならびに弊社は，本書に掲載する医薬品情報等の内容が，最新かつ正確な情報であるよう最善の努力を払い編集をしております．また，掲載の医薬品情報等は本書出版時点の情報等に基づいております．読者の方には，実際の診療や薬剤の使用にあたり，常に最新の添付文書等を確認され，細心の注意を払われることをお願い申し上げます．

第 1 章

今日のインスリン療法とその目標

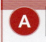 ## インスリン療法とその目標

　近年,長時間持続する持効型溶解インスリン製剤やより精度が高く短時間かつ少量の血液量で測定が可能な血糖自己測定器が入手できるようになり,インスリン療法は益々簡便になり重症低血糖の少ない治療ができるようになった.また,血糖値(正確には,組織間液ブドウ糖値)を皮下センサーで連続的に測定する機器(持続血糖モニター〈continuous glucose monitoring；CGM〉),指先穿刺血での較正がなく血糖値がリアルタイムでわかる装置(flash glucose monitoring；FGM)も開発され,糖尿病治療に革命をもたらした.より正常に近い状態への血糖コントロールをめざして,早期からインスリン導入が容易となった.

　インスリン療法の目標は,すでに大規模臨床試験が示すように,合併症を防ぐためにできるだけ正常血糖値に近づけることである.一方で,インスリン療法に伴う低血糖や体重増加を最小限にとどめることも必要である.そのためには,医療側の適切なインスリン投与と調整,患者側には食事療法と運動療法の生活習慣の重要性を改めて認識してもらい,血糖自己測定に加えて,CGMやFGMも活用した血糖管理の重要性を理解してもらうことが重要である.

 ## 血糖コントロールの基準

　糖尿病の治療時の血糖コントロール基準は,日本糖尿病学会によって示されたものが現在,一般的に使用されてい

目標	コントロール目標値[注4)]		
	血糖正常化を目指す際の目標[注1)]	合併症予防のための目標[注2)]	治療強化が困難な際の目標[注3)]
HbA1c(%)	6.0未満	7.0未満	8.0未満

図1-1 血糖コントロール目標(65歳以上の高齢者については次頁を参照)

治療目標は年齢,罹病期間,臓器障害,低血糖の危険性,サポート体制などを考慮して個別に設定する.
注1)適切な食事療法や運動療法だけで達成可能な場合,または薬物療法中でも低血糖などの副作用なく達成可能な場合の目標とする.
注2)合併症予防の観点からHbA1cの目標値を7%未満とする.対応する血糖値としては,空腹時血糖値130mg/dL未満,食後2時間血糖値180mg/dL未満をおおよその目安とする.
注3)低血糖などの副作用,その他の理由で治療の強化が難しい場合の目標とする.
注4)いずれも成人に対しての目標値であり,また妊娠例は除くものとする.

日本糖尿病学会 編・著:糖尿病治療ガイド2018-2019,P.29,文光堂,2018より

る(図1-1).この基準値は,これまでのDCCTやKumamoto Study,ACCORD,ADVANCE,VADTなどを参考にしたエビデンスに基づいたものである.

　成人の目標値として,血糖正常化をめざすにはHbA1c 6.0%未満,合併症予防の観点からの目標値は7.0%未満,治療の強化が難しい場合の目標値は8.0%未満とされている.「治療目標は年齢,罹病期間,臓器障害,低血糖の危険性,サポート体制などを考慮して個別に設定する」とあるように,個々の患者を十分に把握した上での目標値の設定が求められている.

　一方,高齢糖尿病患者が増加していることから,日本糖尿病学会では日本老年医学会と合同で高齢者糖尿病の血糖コントロール目標(HbA1c値)を策定した(図1-2).この血糖コントロールには2つの特徴がある.1つは,認知機能とADLの自立度により3つのカテゴリーに分けたこと,もう

患者の特徴・健康状態 注1)		カテゴリーI ①認知機能正常 かつ ②ADL自立	カテゴリーII ①軽度認知障害〜軽度認知症 または ②手段的ADL低下, 基本的ADL自立	カテゴリーIII ①中等度以上の認知症 または ②基本的ADL低下 または ③多くの併存疾患や機能障害
重症低血糖が危惧される薬剤(インスリン製剤,SU薬,グリニド薬など)の使用	なし 注2)	7.0%未満	7.0%未満	8.0%未満
	あり 注3)	65歳以上75歳未満: 7.5%未満(下限6.5%) / 75歳以上: 8.0%未満(下限7.0%)	8.0%未満(下限7.0%)	8.5%未満(下限7.5%)

図1-2 高齢者糖尿病の血糖コントロール目標(HbA1c値)(日本老年医学会,日本糖尿病学会)

治療目標は,年齢,罹病期間,低血糖の危険性,サポート体制などに加え,高齢者では認知機能や基本的ADL,手段的ADL,併存疾患なども考慮して個別に設定する.ただし,加齢に伴って重症低血糖の危険性が高くなることに十分注意する.

注1) 認知機能や基本的ADL(着衣,移動,入浴,トイレの使用など),手段的ADL(IADL:買い物,食事の準備,服薬管理,金銭管理など)の評価に関しては,日本老年医学会のホームページ(http://www.jpn-geriat-soc.or.jp/)を参照する.エンドオブライフの状態では,著しい高血糖を防止し,それに伴う脱水や急性合併症を予防する治療を優先する.

注2) 高齢者糖尿病においても,合併症予防のための目標は7.0%未満である.ただし,適切な食事療法や運動療法だけで達成可能な場合,または薬物療法の副作用なく達成可能な場合の目標を6.0%未満,治療の強化が難しい場合の目標を8.0%未満とする.下限を設けない.カテゴリーIIIに該当する状態で,多剤併用による有害作用が懸念される場合や,重篤な併存疾患を有し,社会的サポートが乏しい場合などには,8.5%未満を目標とすることも許容される.

注3) 糖尿病罹病期間も考慮し,合併症発症・進展阻止が優先される場合には,重症低血糖を予防する対策を講じつつ,個々の高齢者ごとに個別の目標や下限を設定してもよい.65歳未満からこれらの薬剤を用いて治療中であり,かつ血糖コントロール状態が図の目標や下限を下回る場合には,基本的に現状を維持するが,重症低血糖に十分注意する.グリニド薬は,種類・使用量・血糖値等を勘案し,重症低血糖が危惧されない薬剤に分類される場合もある.

【重要な注意事項】糖尿病治療薬の使用にあたっては,日本老年医学会編「高齢者の安全な薬物療法ガイドライン」を参照すること.薬剤使用時には多剤併用を避け,副作用の出現に十分に注意する.

日本老年医学会・日本糖尿病学会 編・著:高齢者糖尿病診療ガイドライン2017, P.46, 南江堂, 2017より

1つは重症低血糖が危惧される薬剤(インスリン,スルホニル尿素〈SU〉薬,グリニド薬など)投与中の患者には,下限値を設け,重症低血糖のリスクの軽減に留意している点である.さらに高齢者の目標値においては,一人ひとりの患者の状況を把握した上での目標値の設定を求めている.

糖尿病データマネジメント研究会(Japan Diabetes Clinical Data Management Study Group;JDDM)における全国の糖尿病専門医による2017年の治療成績では,インスリン療法がほとんどである1型糖尿病患者の全国の平均コントロール値は7.8％であり,食事・運動療法,経口血糖降下薬,インスリン療法などで治療している2型糖尿病患者では7.0％である.また,糖尿病患者全体では目標の7.0％のレベルに52.6％が到達している.このうち,1型糖尿病では23.3％と低値にとどまっている一方,2型糖尿病では54.1％である.

とくに1型糖尿病では,インスリン分泌が低下している場合ほど血糖値が安定せず,インスリン療法による低血糖が頻発する場合が多く,このためやむを得ず高いHbA1cにとどまることが多い.これらの血糖の安定したコントロールに半減期の長い持効型溶解インスリン製剤が貢献することが期待され,良好な血糖コントロールでありながら低血糖をきたしにくいインスリン投与方法の開発が期待される.

文献
糖尿病データマネジメント研究会:基礎集計資料(2017年度)http://jddm.jp/data/index-2017.html(2019年3月15日閲覧)

第**2**章

インスリン療法の適応と自己管理

インスリン療法の絶対的適応

　インスリン療法によらなければ患者の生命予後に重大な危機が訪れるような状態をインスリン依存状態と呼び，インスリン療法の絶対的適応となる．下記の場合，インスリン療法の絶対的適応になりうる（ただし，いずれの場合も次項に示す相対的適応のこともある）．

1 1型糖尿病
- 劇症1型および急性発症1型では原則として強化インスリン療法を行う．
- 一部の症例では発症後数ヵ月で一時的にインスリン療法が必要なくなる，または大幅な減量が可能になる（ハネムーン期と呼ぶ）．多くの場合，後に再びインスリン療法が必要となる．
- 緩徐進行1型ではインスリン非依存性の時期がある．

2 糖尿病昏睡（糖尿病ケトアシドーシス，高浸透圧高血糖状態，乳酸アシドーシス）（7章A参照）
- 1型糖尿病の発症時，ケトアシドーシスのことがある．
- 2型糖尿病患者でも糖尿病昏睡は起こる．
- シックデイでの発症が多い（7章C参照）．

3 重症感染症，外傷，中等度以上の外科手術（7章G参照）などの急性ストレス時
- 急性ストレスにより身体のインスリン必要量が大幅に増大した状態．
- 急性代謝失調の改善を認めれば，インスリン療法の中止が可能である．
- 病状の急速な変化に対応するためにもインスリン療法が

必要になる.

4 妊娠中，妊娠後および妊娠予定者（7章D参照）
- 食事・運動療法のみで血糖管理が不十分な場合，インスリン療法の適応となる.
- 妊娠予定時から良好な血糖コントロール（HbA1c 6.5％以下）を達成しておかなくてはならない（計画妊娠の重要性）．未達成の場合，妊娠前からインスリン療法の適応となる.
- 妊娠中は朝食前血糖値70〜100mg/dL，食後2時間血糖値120mg/dL未満，HbA1c 6.2％未満を目標に，原則として強化インスリン療法を行う.
- 妊娠中期以降インスリン必要量が増える例では，必要に応じてインスリン量を増量する．出産後は速やかにインスリン量を減量する．授乳期もインスリン療法の適応である.

5 経静脈栄養時の血糖コントロール
- 糖尿病患者に高カロリー輸液を行う場合，または高カロリー輸液中に糖代謝異常をきたした場合.

6 経口血糖降下薬の禁忌時
- スルホニル尿素（SU）薬アレルギーなどの場合.

7 重度の肝，腎障害合併時
- 高度の肝，腎障害があるときには経口血糖降下薬の効果が一定せず，インスリン療法の適応となる.

8 膵疾患
- 膵の全摘例ではインスリン療法は必須である.
- 慢性膵炎などでインスリンの分泌量が著明に低下した場合.

B インスリン療法の相対的適応

インスリン療法を速やかに開始しなくても直接生命予後には影響を与えないが，長期的に良好な血糖コントロールが望まれる場合，インスリン療法の相対的適応と考える．

① インスリン非依存状態でも，著明な高血糖(たとえば，空腹時血糖値250mg/dL以上，または随時血糖値350mg/dL以上)やケトーシス傾向を認める場合
② 経口血糖降下薬のみでは十分な血糖コントロールが得られない場合(たとえば，SU薬の一次無効，二次無効など)
③ やせ型で栄養状態が低下している場合
④ ステロイド療法時に高血糖を認める場合
⑤ 糖毒性を積極的に解除する場合

- インスリン療法の開始にあたっては，他の治療法(とくに食事療法)が十分検討・実施されていることを確認する．
- 年齢や合併症，社会的背景など総合的に判断してインスリンの処方を決める．
- すでに合併症(とくに網膜症)を有する患者では，急激な血糖降下による合併症の増悪に注意する．
- コントロール不良の患者を前にして，インスリン療法が必要か経口血糖降下薬でコントロールが可能かを見分ける指標として，CPI(C-peptide index)がある．CPIが0.8未満であるとインスリン療法での血糖コントロールが必要なことが多く，1.2以上では経口血糖降下薬でコントロール可能なことが多い(図2-1)．

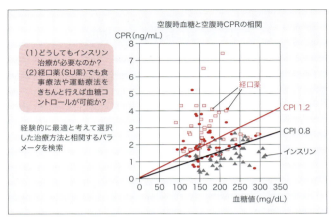

図2-1 血糖コントロールのために入院した患者の最終的な治療を決める目安

$$\mathrm{CPI} = \frac{\text{空腹時CPR(ng/mL)} \times 100}{\text{空腹時血糖値(mg/dL)}}$$

以下のように肥満度や服用している経口血糖降下薬にも多少影響されることを念頭においてこの指標を使用する.

【インスリン療法と経口血糖降下薬の選択例】

①肥満でない場合　　　CPI＜0.8　インスリン療法
　　　　　　　　　　　CPI＞1.2　経口血糖降下薬
②肥満の場合　　　　　CPI＜1.0　インスリン療法
　（高めに出てしまう）CPI＞1.4　経口血糖降下薬
③入院時高血糖の場合　CPI＜0.7　インスリン療法
　　　　　　　　　　　CPI＞1.1　経口血糖降下薬
　　　　　　　　　あるいは退院時にCPIを測定

インスリン療法における自己管理

インスリン療法に限らず食事,運動療法も含め,糖尿病治療は患者自身の自己管理能力に負うところが大きい.理想的なインスリン療法を進めるためには,以下のような点に留意する必要がある.

1 理想的な自己管理
- より良い血糖コントロールを得ることの意味と,自分が現在受けている糖尿病治療の特徴を患者自身および家族がよく理解し,それを実践する能力をもつ.
- 血糖自己測定(SMBG)や持続血糖モニター(CGM, FGM)を有効利用する(5章Dおよび6章A参照).
- シックデイや糖尿病昏睡および低血糖などの特殊な状況への対応が可能であり,また医療機関との密接な連絡をとれる環境を整える(7章A, Cおよび8章参照).

2 チーム医療の重要性
- 医師と患者のみでなく,看護師,管理栄養士,薬剤師および家族などを含めたチームでの管理が望ましい.
- とくに年少者,高齢者,各種合併症をもつ患者や一人暮らしなど社会的配慮が必要な場合,家族や周囲の人たちの協力と精神的なサポートが重要になる.

3 患者教育の重要性
- 糖尿病全般にわたる理解を助けるものとして,医療機関における糖尿病教室のほか,最近では多くの書籍やインターネットを使った情報の収集が可能になっている(巻末付録「インスリン療法関連の主要インターネットサイト」参照).

文　献
1. 日本糖尿病学会 編・著：糖尿病治療ガイド2018-2019，文光堂，2018
2. 日本糖尿病学会 編・著：糖尿病専門医研修ガイドブック，改訂第7版，診断と治療社，2017
3. 日本糖尿病学会 編・著：糖尿病診療ガイドライン2016，南江堂，2016
4. Joslin's Diabetes Mellitus, 14th ed, Kahn CR, et al(ed), Lippincott Williams & Wilkins, 2004
5. Iwata M, et al：Secretory units of islets in transplantation index is a useful predictor of insulin requirement in Japanese type 2 diabetic patients. J Diabetes Investig 5：570-580, 2014

第**3**章

インスリン製剤の分類

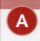 インスリン製剤の種類と作用動態

現在,非常に多くのインスリン製剤が市販されているが,大別すると,「ヒトインスリン製剤」と,ヒトインスリンのアミノ酸組成を遺伝子工学的に一部組み換えた「インスリンアナログ製剤」の2つに分けられる.またその作用の発現時間と持続時間の特徴から,超速効型,速効型,配合溶解,混合型,中間型,持効型溶解に分類される.さらに,インスリンの剤型からは,プレフィルド/キット製剤,カートリッジ製剤およびバイアル製剤に分類される.現在,臨床使用されているインスリン製剤は,通常100単位/mL製剤となっているが,ランタスXR注ソロスターは,450単位/1.5mL(300単位/mL)製剤となっており,注意が必要である.

現在,基礎インスリンを補うのに主に使用される持効型溶解インスリン,追加インスリンを補うのに使用される超速効型インスリンと速効型インスリン,基礎インスリンと追加インスリンを同時に補うのに使用される配合溶解インスリンアナログ,二相性/混合型インスリンアナログ,混合型ヒトインスリン製剤を以下に紹介する.

1 持効型溶解インスリンアナログ製剤

持効型溶解インスリン製剤としては,インスリン デテミル(レベミル),インスリン デグルデク(トレシーバ),インスリン グラルギン(ランタス,ランタスXR,インスリン グラルギンBS)が,臨床使用されている.

いずれも次の特徴を有する.

- 作用発現が遅く(1〜2時間)，最大作用時間にピークがない．
- 1日1回の投与でほぼ24時間，安定した効果の持続が可能である．
- インスリンの基礎分泌補充に有効である．
- 空腹時血糖の上昇を抑制する．
- 夜間の重篤な低血糖のリスクが従来の中間型インスリンよりも低い．
- 食後の血糖上昇抑制効果は弱い．

a インスリン デグルデク(トレシーバ)

作用動態モデル図

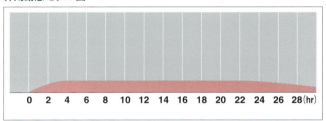

プレフィルド/キット製剤(3mL，300単位含有，100単位/mL)

- トレシーバ注 フレックスタッチ

カートリッジ製剤(3mL，300単位含有，100単位/mL)

- トレシーバ注 ペンフィル

- ヒトインスリンのアミノ酸配列のうちB鎖30番目のトレオニン残基を欠損させ，B鎖29番目のリジン残基にグルタミン酸をスペーサーとしてヘキサデカン二酸と結合させ，作用の持続化を図った持効型溶解インスリンアナログ製剤である．皮下注射後は皮下組織において可溶性で安定したマルチヘキサマーとして一時的にとどまり，亜

鉛イオンの遊離に伴い，マルチヘキサマーからモノマーに徐々に解離する．その結果，皮下投与部位から緩徐かつ持続的に血中へ移行し，42時間を超えるとされる長い薬物動態を示す．

● インスリン作用発現のピークがなく，インスリングラルギン100単位/mL（ランタス注100単位/mL）に比べて，夜間低血糖の頻度が少ない．

b インスリン グラルギン3倍高濃度（1.5mL，450単位含有，300単位/mL）製剤（ランタスXR注 ソロスター）

作用動態モデル図

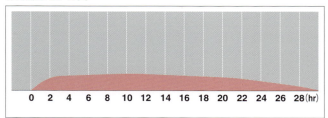

プレフィルド/キット製剤（1.5mL，450単位含有，300単位/mL）

● ランタスXR注 ソロスター

● インスリン グラルギンの注射剤である本剤はpH約4の無色透明な溶液であるが，皮下に投与すると直ちに生理的pHにより微細な沈殿物を形成する．皮下に滞留したこの沈殿物からインスリン グラルギンが緩徐に溶解し，皮下から血中に移行する．本剤はインスリン グラルギンの濃度を3倍高くして注射液量を少なくした製剤である．皮下に形成される無晶性沈殿物の単位量当たりの表面積が小さくなり，溶解速度が低下するため，投与部位からのインスリン グラルギンの吸収がより緩やかになる．そ

の結果，インスリン グラルギン100単位/mL製剤よりも平坦で持続的な薬物動態となり，24時間にわたり安定した血糖降下作用を示す．
- インスリン作用発現のピークがない．
- インスリン グラルギン100単位/mL製剤（ランタス注100単位/mL）に比べて，夜間低血糖の頻度が少なく，体重増加も少ない．
- 本剤は，1.5mL，450単位を含有する．他のインスリン製剤と濃度が異なるため，注意が必要であり，100単位/mL用のシリンジでインスリン液を抜き取らないこと．

ⓒ インスリン グラルギン

作用動態モデル図

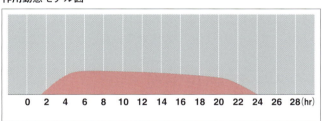

プレフィルド/キット製剤（3mL，300単位含有，100単位/mL）

- ランタス注 ソロスター
- インスリン グラルギンBS注 ミリオペン「リリー」
- インスリン グラルギンBS注 キット「FFP」

カートリッジ製剤（3mL，300単位含有，100単位/mL）

- ランタス注 カート
- インスリン グラルギンBS注 カート「リリー」

バイアル製剤（10mL，1,000単位含有，100単位/mL）

- ランタス注100単位/mL

- ヒトインスリンのA鎖21番目のアミノ酸をアスパラギンからグリシンに置換し,B鎖C末端31,32番目に2個のアルギニン残基を付加したものである.等電点がヒトインスリンのpH約5.5からpH約6.7に移行する.皮下投与後,生理的pH 7.4で等電点沈殿を起こし,微細な沈殿物を形成し,徐々に溶解・吸収される.この溶解過程が皮下からの吸収の律速となり,吸収が緩やかとなる.
- インスリン作用発現のピークがない.
- 酸性製剤のため,注射部位に特有の痛みを感じることがあるとされる.
- バイオシミラー(バイオ後続品)

　先発のインスリンアナロググラルギンと同一の蛋白構造を有しているが,製造化の過程は100%完全には一致していない.アレルギー反応や臨床効果の違いなどに注意が必要である.

d インスリン デテミル(レベミル)

作用動態モデル図

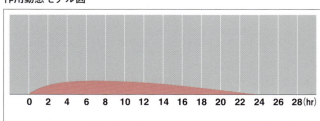

プレフィルド/キット製剤(3mL,300単位含有,100単位/mL)

- レベミル注 フレックスペン
- レベミル注 イノレット

カートリッジ製剤(3mL,300単位含有,100単位/mL)

- レベミル注 ペンフィル
- ヒトインスリンのB鎖30番目のトレオニン残基が欠損し，B鎖29番目のリジン残基が直鎖飽和脂肪酸であるミリスチン酸によってアシル化された構造を有する．皮下投与後，6量体(ヘキサマー)同士が結合した複合体(ダイヘキサマー)を形成するか，またはアルブミンと結合することにより，皮下から血中への移行が緩やかとなる．血中へ移行した後も再びアルブミンと結合するため，持続的で安定した作用を示す．わずかに作用ピークを認める．
- ヒトインスリンに比べ力価が低く，インスリン1単位のモル比は4倍である．
- 1日2回の注射を必要とするときもある．

2 超速効型インスリンアナログ製剤

作用動態モデル図

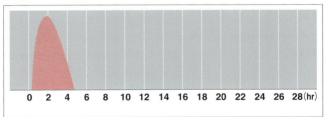

プレフィルド/キット製剤(3mL，300単位含有，100単位/mL)

- ノボラピッド注 フレックスタッチ
- ノボラピッド注 フレックスペン
- ノボラピッド注 イノレット
- ヒューマログ注 ミリオペン
- ヒューマログ注 ミリオペン HD
- アピドラ注 ソロスター

> **カートリッジ製剤**(3mL, 300単位含有, 100単位/mL)
> - ノボラピッド注 ペンフィル
> - ヒューマログ注 カート
> - アピドラ注 カート

> **バイアル製剤**(10mL, 1,000単位含有, 100単位/mL)
> - ノボラピッド注100単位/mL
> - ヒューマログ注100単位/mL
> - アピドラ注100単位/mL

- ヒトインスリンのアミノ酸組成を遺伝子工学的に一部組み換えたインスリンアナログ製剤で,いずれも中性,透明な水溶性製剤.
- 注射後約10〜20分でその作用が速やかに発現し,効果は3〜5時間持続する.最大効果は約0.5〜3時間.
- 食直前の注射で,従来の速効型インスリン(食事前30分の注射)よりも食後過血糖の是正に有効.
- 強化インスリン療法(basal-bolus療法)における追加インスリン分泌の補充に適している.
- 持続皮下インスリン注入療法(continuous subcutaneous insulin infusion; CSII)にも有用性が高い.
- インスリン アスパルト(ノボラピッド注)は,ヒトインスリンのB鎖28番目のアミノ酸であるプロリンをアスパラギン酸に置換した超速効型インスリンアナログ製剤である.製剤中では亜鉛イオンあるいはフェノール等の作用により弱く結合したヘキサマー(6量体)を形成する.皮下注射後は体液で希釈されることにより,ヘキサマーから急速にモノマー(単量体)へと解離して速やかに血中に移行し,短時間で血糖降下作用を発現する.ペン型注入器ノボペンエコーにより,0.5単位ごとの投与量の細か

な調節が可能である．バイアル製剤では筋肉内注射や静脈内注射も可能である．
- インスリン リスプロ（ヒューマログ注）は，ヒトインスリンのB鎖28番目のアミノ酸のプロリンをリジンに，B鎖29番目のアミノ酸のリジンをプロリンに入れ替えた超速効型インスリンアナログ製剤である．インスリン リスプロは製剤中では6量体として存在するが，皮下注射後速やかに単量体へと解離するため，皮下から血中への移行が速い．ヒューマログ注 ミリオペンHDでは，注入器の最小設定単位が0.5単位であり，投与量の細かな調節が可能である．
- インスリン グルリジン（アピドラ注）は，ヒトインスリンのB鎖3番目のアスパラギンをリジンに，B鎖29番目のリジンをグルタミン酸に置換した超速効型インスリンアナログ製剤である．製剤の組成に亜鉛を含まない．グルリジンは単量体としてより安定的に存在し，かつ単量体から2量体へ，さらに2量体から6量体への会合形成も抑制される．
- このような組換えにより，皮下注射後，6量体から直ちに単量体に解離し，血中に速やかに吸収される．

3 速効型ヒトインスリン製剤

作用動態モデル図

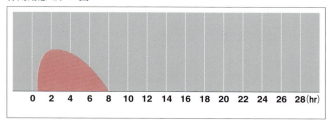

プレフィルド/キット製剤(3mL，300単位含有，100単位/mL)

- ノボリンR注 フレックスペン
- ヒューマリンR注 ミリオペン

カートリッジ製剤(3mL，300単位含有，100単位/mL)

- ヒューマリンR注 カート

バイアル製剤(10mL，1,000単位含有，100単位/mL)

- ノボリンR注100単位/mL
- ヒューマリンR注100単位/mL

- 遺伝子組換え技術で製造したヒトインスリン製剤である．
- 中性，透明な水溶性ヒトインスリン製剤であり，レギュラーインスリンとも呼ばれ，皮下注射だけでなく，バイアル製剤では筋肉内注射や静脈内注射も可能である．
- 皮下注射後約30分で作用が発現し，効果は5〜8時間持続する．最大効果は1〜3時間である．
- 強化インスリン療法の追加分泌補充インスリンとして食前30分に注射する．
- 生理的追加分泌に比べて立ち上がりが遅く，食後早期過血糖の抑制は不十分．また，持続時間が長いため，次の食前や睡眠初期に低血糖をきたすことがある．

- 急性代謝失調時(糖尿病ケトアシドーシス,手術時など)における静脈注射にも使用される.
- CSIIにも使用されてきたが,針詰まり(インスリン結晶のルート内沈着)や皮下からの吸収遅延などの難点がある.
- 超速効型に比べて作用時間が長いため,とくに経管栄養や副腎皮質ステロイド使用例など血糖上昇時間が長い患者に適している.

4 配合溶解インスリンアナログ製剤

作用動態モデル図

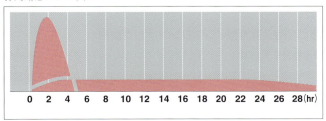

プレフィルド/キット製剤(3mL,300単位含有,100単位/mL)

- ライゾデグ配合注 フレックスタッチ

- 本剤は,超速効型インスリンのインスリン アスパルト(30%)と,持効型溶解インスリンのインスリン デグルデク(70%)とを1本のペンに配合した,配合溶解インスリンアナログ製剤である.
- 製剤中でインスリン アスパルトが可溶性で安定なヘキサマー(6量体),インスリン デグルデクが2つの6量体からなる可溶性で安定なダイヘキサマーとして存在するよう最適化されている.
- インスリン アスパルトヘキサマーは,投与後直ちに皮下

組織においてモノマー(単量体)に解離する．インスリンアスパルトモノマーは速やかに毛細血管に吸収される．
- インスリン デグルデクダイヘキサマーについては前述のように緩徐かつ持続的な効果を示す．
- 明確なピークを示すインスリン アスパルトと平坦で安定した作用を示すインスリン デグルデクの特徴を併せ持つ．
- 1日1回または1日2回，食直前に注射する．
- 従来の混合型インスリン製剤(懸濁製剤)と異なり，無色透明で，注射前の撹拌操作が不要．

5 二相性/混合型インスリンアナログ製剤

作用動態モデル図

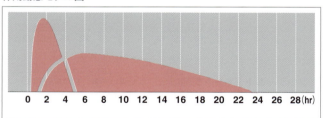

a インスリン アスパルト二相性製剤

プレフィルド/キット製剤(3mL，300単位含有，100単位/mL)

- ノボラピッド30ミックス注 フレックスペン
- ノボラピッド50ミックス注 フレックスペン
- ノボラピッド70ミックス注 フレックスペン

カートリッジ製剤(3mL，300単位含有，100単位/mL)

- ノボラピッド30ミックス注 ペンフィル

- インスリン アスパルトを有効成分として，インスリン ア

スパルトにプロタミンを加えて一部分を結晶化させる. 可溶性の超速効型画分(インスリン アスパルト画分)と中間型画分(プロタミン結晶性インスリン アスパルト画分)をそれぞれ3：7(ノボラピッド30ミックス)，5：5(ノボラピッド50ミックス)，7：3(ノボラピッド70ミックス)の割合で含有する二相性インスリンアナログ製剤である.
- 注射後約10〜20分で超速効型成分の作用が速やかに発現し，続いて持続化させた中間型成分の作用が発現する. 最大効果は1〜4時間で，効果持続時間は約24時間である.
- 単独で食後追加インスリン分泌と基礎インスリン分泌の両方を補充できる.
- 食後過血糖も抑制する.
- 1日1回(朝)ないしは2回(朝，夕)，食直前の注射で有効. ただし，ノボラピッド70ミックスの用法は1日3回毎食直前.
- 懸濁製剤であり，使用直前に十分な攪拌が必要である.

b インスリン リスプロ混合製剤

プレフィルド/キット製剤(3mL, 300単位含有, 100単位/mL)

- ヒューマログミックス25注 ミリオペン
- ヒューマログミックス50注 ミリオペン

カートリッジ製剤(3mL, 300単位含有, 100単位/mL)

- ヒューマログミックス25注 カート
- ヒューマログミックス50注 カート

- 超速効型インスリンアナログ製剤であるインスリン リスプロにプロタミンを添加して持続化させた中間型インスリンリスプロに，インスリン リスプロを25％（ヒューマ

ログミックス25注)または50%(ヒューマログミックス50注)混合したインスリンアナログ混合製剤である．
- 注射後15分以内で超速効型インスリン リスプロ(ヒューマログ)の作用が速やかに発現し，続いて持続化させた中間型インスリンリスプロの作用が発現する．最大効果は，ヒューマログミックス25注は0.5〜6時間，同じくヒューマログミックス50注は0.5〜4時間で，効果持続時間はともに18〜24時間程度である．
- 単独で食後追加インスリン分泌と基礎インスリン分泌の両方を補充できる．
- 食後過血糖も抑制する．
- 1日1回(朝)ないしは2回(朝，夕)，食直前の注射で有効である．
- 懸濁製剤であり，使用直前に十分な攪拌が必要である．

6 混合型ヒトインスリン製剤

作用動態モデル図

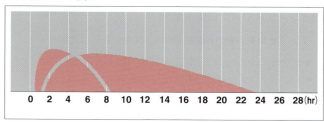

プレフィルド/キット製剤(3mL，300単位含有，100単位/mL)

- ノボリン30R注 フレックスペン
- イノレット30R注
- ヒューマリン3/7注 ミリオペン

カートリッジ製剤(3mL，300単位含有，100単位/mL)

- ヒューマリン3/7注 カート

バイアル製剤(10mL，1,000単位含有，100単位/mL)

- ヒューマリン3/7注100単位/mL

- 速効型と中間型を混合したヒトインスリン混合製剤である．30R注および3/7注がある．
- 30R注，3/7注ともに，30%が速効型で，残る70%が中間型(NPH)インスリンであることを意味する．
- 速効型インスリンを含むため，30分～1時間で効果を発現する．効果持続時間は18～24時間程度である．
- 単独で食後追加インスリン分泌と基礎インスリン分泌の両方を補充できる．
- 1日1回(朝)ないしは2回(朝，夕)食前30分に注射する．
- 懸濁製剤であり，使用直前に十分な攪拌が必要である．

7 中間型ヒトインスリン製剤

作用動態モデル図

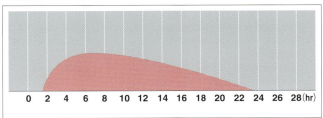

プレフィルド/キット製剤(3mL，300単位含有，100単位/mL)

- ノボリンN注 フレックスペン
- ヒューマリンN注 ミリオペン

カートリッジ製剤(3mL, 300単位含有, 100単位/mL)

- ヒューマリンN注 カート

バイアル製剤(10mL, 1,000単位含有, 100単位/mL)

- ヒューマリンN注100単位/mL

- 遺伝子組換え技術で製造したヒトインスリン製剤に, リン酸緩衝液中で, 持続化剤としてプロタミンと少量の亜鉛を添加して結晶化した製剤.
- NPH(neutral protamine Hagedorn)インスリン製剤ともよばれる.
- 皮下注射後1〜3時間で作用が発現する. 効果は18〜24時間程度持続し, 最大効果は4〜12時間である.
- 速効型インスリン製剤と混注しても, 速効型の作用時間を延長させない.
- 生体内のpHでは不溶性であるため, 皮下での溶解が遅い.
- 懸濁製剤であり, 使用直前に十分な攪拌が必要である.

文 献
1. 日本糖尿病学会 編・著:糖尿病治療ガイド2018-2019, 文光堂, 2018
2. 日本糖尿病学会 編・著:糖尿病専門医研修ガイドブック, 改訂第7版, 診断と治療社, 2017
3. 日本糖尿病学会 編・著:糖尿病診療ガイドライン2016, 南江堂, 2016
4. 各種インスリン製剤 インタビューフォーム

インスリン製剤の剤型と特徴

　インスリン製剤の剤型には，ペン型注入器とバイアル製剤がある．ペン型注入器はあらかじめ装着されたインスリン注射液から，ボタンを押すことによって設定した液量を皮下に注入するシステムである．ペン型注入器には，プレフィルド/キット製剤，カートリッジ製剤がある．

- ペン型注入器には超速効型，速効型，中間型，配合溶解，二相性，混合型，持効型溶解それぞれの製剤がある．ペン型注入器のインスリンは1mLあたり100単位であり，容量は3mLである(ランタスXR注ソロスターのみ1.5mL，450単位を含有している)．
- プレフィルド/キット製剤(表3-1)はインスリン製剤と注入器が一体となったディスポーザブル(使い捨て)タイプのインスリン製剤である．カートリッジを交換する手間が省け，簡単な操作で使用できる．
- カートリッジ製剤(表3-2)は専用のペン型注入器と組み合わせて使用するインスリン製剤である．プレフィルド/キットと比較して専用のペン型注入器は耐久性がある，廃棄物が少ない，安価であるなどの特徴がある．1本の容量は300単位(3mL)．注入器は専用のものを使用しなければならないため，製剤と注入器の対応に注意する．注入量は注入器によって調節する．
- バイアル製剤(表3-3)は，インスリン専用シリンジ(注射器)で吸引して使うインスリン製剤である．1本の単位数と容量は1,000単位(10 mL)．インスリンのバイアル製剤は100単位/mLに濃度が統一されており，1単位は

表3-1 プレフィルド/キット製剤一覧

		ノボ ノルディスク ファーマ株式会社	日本イーライ リリー株式会社	サノフィ 株式会社	富士フイルム 富山化学株式会社
超速効型	食直前	ノボラピッド注 フレックスタッチ	ヒューマログ注 ミリオペン	アピドラ注 ソロスター	
		ノボラピッド注 フレックスペン	ヒューマログ注 ミリオペンHD		
		ノボラピッド注 イノレット			
速効型	食事30分前	ノボリンR注 フレックスペン	ヒューマリンR注 ミリオペン		
配合溶解	食直前	ライゾデグ配合注 フレックスタッチ			
二相性/混合型	食直前	ノボラピッド30ミックス注 フレックスペン	ヒューマログミックス25注 ミリオペン		
		ノボラピッド50ミックス注 フレックスペン	ヒューマログミックス50注 ミリオペン		
		ノボラピッド70ミックス注 フレックスペン			
	食事30分前	ノボリン30R注 フレックスペン	ヒューマリン3/7注 ミリオペン		
		イノレット30R注			
中間型		ノボリンN注 フレックスペン	ヒューマリンN注 ミリオペン		
持効型溶解		トレシーバ注 フレックスタッチ	インスリン グラルギンBS注 ミリオペン「リリー」	ランタスXR注 ソロスター ※このインスリンは，1.5mL，450単位含有製剤で，他のインスリンと濃度が異なるため，シリンジでインスリンを抜き取らないこと．	インスリン グラルギンBS注 キット「FFP」
		レベミル注 フレックスペン		ランタス注 ソロスター	
		レベミル注 イノレット			

表3-2 カートリッジ製剤およびカートリッジ対応インスリン注入器一覧

		ノボノルディスクファーマ株式会社	日本イーライリリー株式会社	サノフィ株式会社
専用注入器		ノボペン4 ノボペン エコー	ヒューマペンラグジュラ(Red/Gold) ヒューマペンラグジュラHD ヒューマペンサビオ(あずき/うぐいす/銀/水色)	イタンゴ
超速効型	食直前	ノボラピッド注 ペンフィル	ヒューマログ注 カート	アピドラ注 カート
速効型	食時30分前		ヒューマリンR注 カート	
二相性/混合型	食直前	ノボラピッド30ミックス注 ペンフィル	ヒューマログミックス25注 カート	
			ヒューマログミックス50注 カート	
	食時30分前		ヒューマリン3/7注 カート	
中間型			ヒューマリンN注 カート	
溶解持効型		トレシーバ注 ペンフィル	インスリン グラルギンBS注 カート「リリー」	
		レベミル注 ペンフィル		ランタス注 カート

0.01mLである.インスリンのバイアル製剤を使用する際は,専用の注入器を用いる.多くは皮下注射で投与するが,医療機関では点滴などで静脈内投与にも用いる.なお静脈内投与には,速効型インスリンおよび一部の超速効型インスリン(ノボラピッド注100単位/mL)が使用できる.

表3-3　バイアル製剤一覧

		ノボノルディスク ファーマ株式会社	日本イーライリリー 株式会社	サノフィ株式会社
超速効型	食直前	ノボラピッド注 100単位/mL	ヒューマログ注 100単位/mL	アピドラ注 100単位/mL
速効型	食時30分前	ノボリンR注 100単位/mL	ヒューマリンR注 100単位/mL	
混合型	食時30分前		ヒューマリン3/7注 100単位/mL	
中間型			ヒューマリンN注 100単位/mL	
持効型溶解				ランタス注 100単位/mL

C　インスリンペン型注入器用の注射針

1 インスリンペン型注入器用の注射針（表3-4）

　インスリンペン型注入器に装着して使用する，使い捨ての滅菌済み注射針である．2019年1月現在3社から供給されており，いずれも日本工業規格JIS T 3226-2に準拠したA型専用注射針である．現在販売されている各社インスリンペン型注入器とA型専用注射針のいずれを組み合わせても問題なく使用可能である．

2 注射針を使用する際の注意点

- 1回のみの使用とし，再使用は禁止である．
- 感染の原因になる可能性があるので，他の人が使用した

表3-4 インスリン注入器用注射針一覧

製品名 製造販売元	包装	サイズ
BDマイクロファインプラス 32G×6mm 日本ベクトン・ディッキンソン(株)	1箱70本入り (14本入り×5袋)	32G(0.23mm)×6mm
BDマイクロファインプラス 31G×5mm 日本ベクトン・ディッキンソン(株)	1箱70本入り (14本入り×5袋)	31G(0.25mm)×5mm
BDマイクロファインプラス 31G×8mm 日本ベクトン・ディッキンソン(株)	1箱70本入り (14本入り×5袋)	31G(0.25mm)×8mm
BDマイクロファインプラス 32G×4mm 日本ベクトン・ディッキンソン(株)	1箱70本入り (14本入り×5袋)	32G(0.23mm)×4mm
BDオートシールド デュオ 日本ベクトン・ディッキンソン(株)	1箱100本入り	30G(0.3mm)×5mm
ナノパスニードルⅡナノパス 34G テルモ(株)	1箱70本入り (14本入り×5袋)	34G(0.18mm)×4mm
ナノパスニードル ナノパス33 テルモ(株)	1箱70本入り (14本入り×5袋)	33G(0.2mm)×5mm
ペンニードル(30G 8mm) 製造販売元：ニプロ(株)，販売元：ノボノルディスクファーマ(株)	1箱70本入り (14本入り×5袋)	0.30mm(30G)×8mm
ペンニードルプラス(32G 4mm) 製造販売元：ニプロ(株)，販売元：ノボノルディスクファーマ(株)	1箱70本入り (14本入り×5袋)	外径：0.23mm(先端部)/0.25mm(後端部)（32Gテーパー）

針は使用しない．
● 破断した針が体内に残留する可能性があるので，曲がってしまった針は使用しない．

インスリン製剤に関する留意点

1 製剤の保存

インスリン製剤は遮光して2〜8℃で保存すれば生物活性は安定に保たれる．常温では製剤の種類や使用状態によって差があるが，使用開始後1ヵ月くらいで使い切るようにしたい．したがって現在使用中のインスリンは室温で保存しておいてもあまり問題になることはない．ただし夏場の車内や屋外など，高温や直射日光下に放置しないようにすること．未使用のインスリンは冷蔵庫に保管する．凍結は避ける（インスリンの活性が低下するため）．

2 皮下からの吸収に影響を与える因子

皮下に注射されたインスリンは，種々の因子によってその吸収の速度が異なる．表3-5にそれぞれの因子を示す．ただし超速効型インスリンアナログ製剤では，注射部位の違いによる吸収速度の変化はほとんどない．

3 インスリンの吸着

高カロリー輸液のバッグにインスリンを直接添加して血糖コントロールを行った場合，輸液バッグ，輸液ラインにインスリンの約30％が吸着するという報告があり，インスリンの効果が減弱する可能性が否定できない．しかし点滴セットへの吸着は，臨床的にあまり大きな問題にはならないことが多い．投与初期はブドウ糖5〜10g（患者によってはブドウ糖10〜20g）あたり1単位の速効型インスリンを点滴内に混注し，4〜8時間ごとに血糖値をチェックしながら，インスリン投与量を調節する．

表3-5 インスリン吸収速度に影響する因子

注射部位	腹壁>上腕>臀部>大腿
刺入深度	筋肉>皮下>皮内
運動	亢進
局所マッサージ	亢進
局所温度	高温ほど亢進
喫煙	遅延
リポジストロフィー	遅延
インスリン製剤 　剤　形 　注入量	超速効型>速効型>中間型>持効型 少量>多量

日本糖尿病学会 編:糖尿病専門医研修ガイドブック,改訂第5版,P.150,診断と治療社,2012より一部改変

第**4**章

インスリン療法の指導

自己注射指導のポイント

1 インスリン療法の適応
ａ 絶対的適応
インスリン依存状態/糖尿病昏睡(糖尿病ケトアシドーシス，高浸透圧高血糖状態)/重度の肝障害・腎障害/重症感染症・外傷・外科手術(全身麻酔)/糖尿病合併妊娠/静脈栄養時の高血糖など

ｂ 相対的適応
空腹時血糖値250mg/dL以上・随時血糖値350mg/dL以上/経口薬治療では良好なコントロールが得られない/やせ型で栄養状態が低下/ステロイド療法時/糖毒性の解除

2 入院で指導するか，外来で指導するか
- 原則的には入院が望ましいが，最近は外来導入例も増えている．
- 糖尿病への理解があり，状態が比較的安定していれば外来でもよい．実際には仕事や介護の都合などで外来導入せざるを得ない場合もある．
- 医療保険上は入院または2回以上の外来指導の後にインスリン導入が可能とされており，初診でインスリン療法を外来で開始する場合は，レセプトにコメント記載が必要となる．

3 注射パターンの選び方
- 1型糖尿病では強化インスリン療法(超速効型インスリン毎食直前＋持効型溶解インスリン1日1回注射など)を原則とする．
- 基礎インスリン分泌が保たれている場合は超速効型イン

スリンの毎食直前注射，頻回注射が困難な場合は持効型溶解インスリンの1日1回注射や配合溶解インスリンの1日1〜2回注射などがある(5章参照).

B 患者の指導とサポート

1 事前の説明と説明内容
- 医師だけではなく看護師，薬剤師，臨床検査技師などからも説明を行い，患者の不明・不安な点を解消し，治療に納得・同意を得るようにする.
- インスリン療法は膵臓で作られるインスリンの不足分を補う治療である.
- インスリン療法で内因性インスリン分泌能が改善し，インスリン注射を中止できる場合もある.
- インスリン注射，血糖自己測定(self-monitoring of blood glucose；SMBG)には医療保険が適用される.

2 注射する部位
- 注射する部位を図4-1に示す.
- 同じ部位に繰り返し注射すると，硬結を形成し注射の吸収が悪くなり，血糖コントロールの悪化をきたすことがある．毎回3cmずらすなど，同じ部位に打たない工夫が必要である.

3 インスリン注射の実際
- 注射の操作，手順についてはインスリン注入器の使用説明書を参照する.
- 導入時の指導では患者に全体の手順を行わせるとよい．練習用パッドを用いてもよい.

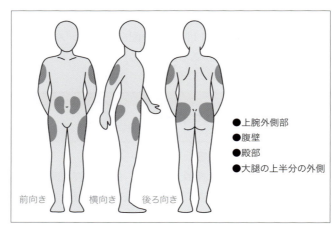

図4-1 インスリン注射する部位

- 上腕外側部
- 腹壁
- 殿部
- 大腿の上半分の外側

- 入院指導では患者が注射するのを実際に観察して，指導計画を立てる．認知症症例においては根気強い指導や家族の協力を要する．
- よく習得できたと思われる場合でも，数日後に手技の再確認を行うことが望ましい．

4 インスリン注射の手順

（製剤により若干異なるので，添付文書などを必ず参照すること）

Step-1

インスリン製剤の種類を確認する．

Step-2

懸濁したインスリンは均一になるように混ぜる（10回以上手のひらで転がす，振る）．

Step-3

インスリン製剤の先端部ゴムを消毒する．

Step-4

注射針をインスリン製剤の先端部ゴムにまっすぐ差し込む．まっすぐに差し込まないとインスリンが出てこなかったり，注入ボタンが途中で止まったりする．このようなときは針を新しいものに取り替えてやり直す．

Step-5

空打ちをする．目盛りを2単位(ランタスXR注ソロスターのみ3単位)にセットし，針を上に向けて注入ボタンを押す．針先から液が少なくとも1滴は出ることを確認する(針の閉塞や注入器の破損がないことの確認，針の空気を抜く)．

Step-6

注射する単位数に目盛りを合わせる．

Step-7

注射する部位をアルコール綿で消毒する．

Step-8

注入器を持ち，反対の手で注射する部位をつまみ，針を根元まで刺して注入ボタンを押す．5〜10秒ほど数えてから注入ボタンを押したまま，針を静かに抜く．

● 痛みを軽減するコツ

アルコールが乾いてから注射する／毛根部への注射は避ける／短く細い針を使用する／毎回針を替える(切れ味の良い針)／皮膚に対して垂直に刺す／迷わず，素早く針を刺し，注入ボタンはゆっくりと押す

Step-9

注入器の目盛りが「0」になっていることを確認する．0になっていなければ再度残りを注射する．

Step-10

針に針ケースをかぶせ，注射針を外す．使用済みの針は

硬い容器(ペットボトル，空き瓶など)に入れ，かかりつけの医療機関で廃棄する．

5 インスリン注射管理上の注意点
- 2種類以上のインスリン製剤を使用する場合，単位数を記入したテープを貼り付けるなど誤注射を防ぐための対策が必要である．
- インスリン製剤の破損や不具合を考慮し，予備を持たせることも必要である．
- アルコール綿や注射針がなくなったときに注射を止めないように，なくなったときの対処を患者と話し合う．
- インスリン製剤は高温，光，凍結に弱い．長時間直射日光にさらさず，車内など高温の場所に保管しない．予備のインスリン製剤は冷蔵庫に保管するが，凍結予防のためドアポケットに置くのが望ましい．
- 注射針は1回のみの使用とし，毎回新しい針と交換する．

6 低血糖への対応
- インスリン導入後に低血糖が起こっていないか患者に確認し，頻繁に同じ時間帯に低血糖が起こるようであれば責任インスリン(血糖値に影響を与えているインスリン：5章，表5-1参照)の量を調節する．
- 低血糖症状が出現した場合，SMBGにて血糖値を確認する．低血糖の場合はブドウ糖10g(細粒，ゼリー，タブレット)を摂取する．意識障害がある場合は，グルカゴンがあればグルカゴン筋肉注射を行い，医療機関へ搬送する(8章A参照)．したがって，意識消失を伴う重症低血糖のハイリスク患者では，本人と家族へのグルカゴン自己注射の教育が必須である．

7 血糖自己測定(SMBG)

- 5章D参照

8 インスリン療法の継続管理

- 血糖コントロールの結果を常に患者にフィードバックし，血糖自己測定の結果を治療に反映させ，質問や相談にも気さくに対応し，治療への意欲が維持されるように努める．

文 献
1. 日本糖尿病学会 編・著：糖尿病治療ガイド2018-2019, P.61-63, 文光堂, 2018
2. 日本糖尿病協会 監修：インスリン自己注射ガイド, P.1-13, 日本糖尿病協会, 2014

第 **5** 章

インスリン注射の選択と実際

インスリン注射の選択

- インスリン注射には，持効型溶解(あるいは中間型)インスリンなどの1日1回注射から，配合溶解ないし混合型インスリンなどの1日2回(朝夕食前)〜3回注射(毎食前)，basal-bolus療法としての頻回インスリン注射[超速効型(あるいは速効型)インスリン1日3回(毎食前)＋持効型溶解(あるいは中間型)インスリン就寝前1回など]や持続皮下インスリン注入療法(continuous subcutaneous insulin infusion；CSII)，インスリン静注療法など多彩な選択肢がある．
- これらインスリン注射の投与方法は，糖尿病の病態(インスリン依存状態か非依存状態かなど)に加え，患者自身の精神・身体・社会的状況(認知機能，合併症の有無，仕事の内容，家族のサポート体制など)を患者ごとに個別に考慮して選択される．
- 糖尿病の主な病型や病態に応じた，インスリン注射の代表的な選択法を図5-1に示す．

 注射回数の多い注射法(強化インスリン療法を含む)

1 目 的

- 強化インスリン療法では基礎インスリンとして持効型溶解(あるいは中間型)インスリン，追加インスリンとして超速効型(あるいは速効型)インスリンを用いて，1日3〜

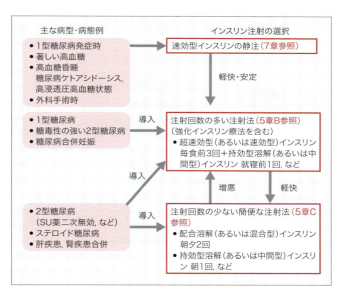

図5-1 病型・病態に応じたインスリン注射の選択法

4回注射することにより厳格な血糖コントロールを行う.
- 糖尿病性合併症の発症と進展を効果的に抑制するために，空腹時と食後の血糖値の変動をできるかぎり正常に近づけることを目標とする．生理的な血糖変動幅になるよう基礎インスリンと追加インスリンの量を調節する．

2 適 応
- 1型糖尿病を含むインスリン依存状態の患者，もしくは異常な高血糖による糖毒性の解除が必要な患者．
- 糖尿病の知識はもとより，治療への理解と意欲が十分にあること．
- 血糖自己測定を行い，低血糖の対処が適切にできる患者であること．

3 初回注射量と分割,その後の調節

ａ 絶対的適応

- 1型糖尿病,糖尿病者の妊娠希望時あるいは妊娠中,糖尿病ケトアシドーシスなどの急性代謝失調状態など.
- 開始時のインスリン注射量は,1日に体重1kgあたり0.4〜0.6単位前後とし,1日3〜4回におおむね均等に分割する.

> 体重あたりの均等処方例:
> 体重50kg,1日量0.5単位/kgとした場合,1日量25単位であるので,等分できる24単位として,朝食前6単位,昼食前6単位,夕食前6単位,就寝前6単位で開始する.

- 毎食前3〜6単位,就寝前3〜6単位で開始とし,空腹時血糖や食後血糖値をみて基礎インスリン,追加インスリン量を調整する方法も実際的である.
- インスリン量の増量は1単位刻みで行い,1回につき1〜2単位の増減が安全である(最近では0.5単位で調整できる超速効型インスリンデバイスも出ている).
- 外来では低血糖の出現がないことが重要なので,少なめの単位から始め,1週間後の再診とする.
- 1型糖尿病の場合,食前の追加インスリンについては,インスリン1単位で処理可能な糖質量(糖質/インスリン比,例:10g/単位)とインスリン1単位あたりで下げる血糖値(インスリン効果値,例:50mg/dL/単位)を設定して注射量を決定するカーボカウントを用いることも多い.
- 1型糖尿病の場合,維持量は0.7〜1.2単位/kg/日程度になることが多い.

ⓑ 相対的適応

- 2型糖尿病の治療前の高血糖状態時や，経口薬治療にもかかわらず長引くコントロール不良時に導入する．
- 初回注射量は1日に体重1kgあたり0.2単位前後とし，1日3～4回におおむね均等に分割して開始する．

> 体重あたりの均等処方例：
> 体重50kg，1日量0.2単位/kgとした場合，1日量10単位であるが，分けやすい11単位として，朝食前3単位，昼食前3単位，夕食前3単位，就寝前2単位で開始する．

- 毎食前2～4単位，就寝前2～4単位で開始し，空腹時血糖や食後血糖値をみて調整することも実際的である．
- インスリン量の増量は1単位刻みで行い，1回につき1～2単位の増減が安全である．
- 注射量の調整は外来では1週間程度が安全である．
- 維持量は0.3～0.5単位/kg/日程度になることが多い．

なお，インスリン量の調節は，血糖値と責任インスリン（血糖値に影響を与えているインスリン）を考慮して行う．一般にⓐ朝食前，ⓑ（朝食後～）昼食前，ⓒ（昼食後～）夕食前，ⓓ就寝前の血糖値に対する責任インスリンは，ⓐ前日の基礎インスリン，ⓑ朝食前，ⓒ昼食前，ⓓ夕食前の追加インスリンを指す（表5-1）．

表5-1 血糖値と責任インスリンの関係

朝食前の血糖値が高い	朝食前の血糖値が低い
●前日の基礎インスリン不足 ●(前日の夕食前のインスリン不足) ●Somogyi効果(夜中の無自覚低血糖) ●暁現象(p.70参照)	●前日の基礎インスリン過剰 ●(前日の夕食前のインスリン過剰)
昼食前の血糖値が高い	**昼食前の血糖値が低い**
●朝食前の追加インスリン不足 ●(基礎インスリン不足)	●朝食前の追加インスリン過剰 ●(基礎インスリン過剰)
夕食前の血糖値が高い	**夕食前の血糖値が低い**
●昼食前の追加インスリン不足 ●(基礎インスリン不足)	●昼食前の追加インスリン過剰 ●(基礎インスリン過剰)
就寝前の血糖値が高い	**就寝前の血糖値が低い**
●夕食前の追加インスリン不足 ●(基礎インスリン不足)	●夕食前の追加インスリン過剰 ●(基礎インスリン過剰)
各食後(食後1〜2時間)の血糖値が高い	**各食後(食後1〜2時間)の血糖値が低い**
●各食前の追加インスリン不足	●各食前の追加インスリン過剰

4 強化インスリン療法の主な注射パターン

超速効型毎食前(1日3回)＋持効型溶解就寝前(1日1回)

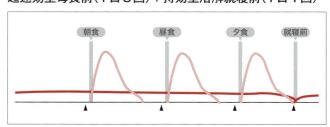

※持効型溶解の代わりに中間型，超速効型の代わりに速効型を用いる場合もある．

- 生理的な追加インスリン分泌，基礎インスリン分泌を模して，超速効型インスリンを毎食前に1日3回，持効型溶解インスリンを1日1回注射する．超速効型インスリンが各食後の血糖上昇を効果的に抑制し，持効型溶解イ

ンスリンが食間，夜間の血糖上昇を抑制することで，より生理的なインスリン動態と血糖変動となる．
- 基礎インスリンとしては，基本的に持効型溶解インスリンを用いる．従来の中間型と比較して持効型溶解の方が24時間安定した作用が期待できる，また中間型のピーク時にみられた低血糖の頻度を減らし，体重増加が少ない，などのメリットによる．
- 持効型溶解インスリンの注射のタイミングは就寝前でなくてもよい．
- 追加インスリンとして基本的に超速効型インスリンを用いる．食事直前に注射ができる，血糖上昇のピークにインスリン効果のピークがほぼ一致し次の食前の低血糖の頻度が減る，などの理由による．
- 超速効型インスリンは食直前でよいため，食事時間が不規則になりがちな患者に適している．
- 速効型インスリンを使用する場合は，インスリンの作用発現までに30分はかかるので，毎食30分前の注射が必要となる．
- 妊婦や妊娠予定者には安全性に関するエビデンスのある中間型が選択されることが多い(7章D参照)．
- 中間型インスリンは原則として就寝前に注射する．
- 中間型インスリンを使用する場合，5〜7時間後に効果発現のピークがあり，夜間に低血糖をきたす可能性がある．そのため，早朝空腹時血糖値の改善が得られにくい場合は，夜間の低血糖に反応したSomogyi効果を考慮し，就寝前のインスリン量の減量が有効なことがある．

■ インスリン量の調節

●朝食前血糖値が140mg/dL以上のとき

就寝前の持効型溶解を1〜2単位増やす

●食後2時間血糖値が200mg/dL以上のとき
●食前血糖値が140mg/dL以上のとき

責任インスリンとなる食前の超速効型を1〜2単位増やす

●朝食前血糖値が70mg/dL以下のとき

就寝前の持効型溶解を1〜2単位減らす

●食前血糖値が70mg/dL以下のとき

責任インスリンとなる食前の超速効型を1〜2単位減らす

5 強化インスリン療法に準じた主な頻回注射パターン

①超速効型(あるいは速効型)毎食前(1日3回)

●超速効型のパターン

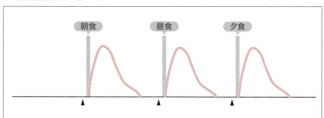

●速効型のパターン

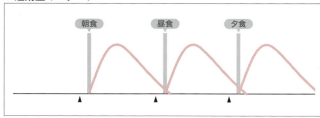

- 基礎インスリン分泌がある程度維持されているが、追加インスリン分泌が低下している患者に適している．
- 肥満型2型糖尿病のインスリン導入時、ステロイド糖尿病、肝不全に伴う糖尿病など、食後血糖値のみ上昇する患者に良い適応となる．
- 毎食前0.1単位/kg前後から開始し、インスリン量の調節を行う．
- 超速効型インスリンが選択されることが多い．
- 空腹時の高血糖が改善しない場合は、基礎インスリンの併用が必要である．
- 速効型インスリンを使用する場合は、インスリンの作用発現までに30分はかかるので、毎食30分前の注射が必要となる．

■ インスリン量の調節

- 朝食前血糖値が140mg/dL以上のとき

持効型溶解を追加することを考える

- 食後2時間血糖値が200mg/dL以上のとき
- 食前血糖値が140mg/dL以上のとき

責任インスリンとなる食前の超速効型（あるいは速効型）を1〜2単位増やす

- 朝食前血糖値が70mg/dL以下のとき

夕食前の超速効型（あるいは速効型）を1〜2単位減らす

- 食前血糖値が70mg/dL以下のとき

責任インスリンとなる食前の超速効型（あるいは速効型）を1〜2単位減らす

②配合溶解朝夕食前(1日2回)＋超速効型昼食前(1日1回)

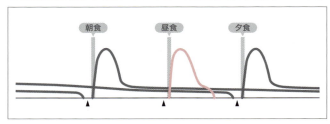

※病態によっては，配合溶解の代わりに混合型アナログあるいは混合型ヒトインスリン，超速効型の代わりに速効型を用いることがある．

- 追加インスリン分泌補充3回，基礎インスリン分泌補充1回の強化インスリン療法ができない場合に選択する．
- 朝夕食前に配合溶解インスリン，時間が定まりにくい昼食に対してのみ超速効型インスリンを使用する．
- ただし，肝性糖尿病など食後高血糖に比して食前血糖値があまり上昇していない場合などでは，朝夕に超速効性成分を多く含む混合製剤(ノボラピッド50ミックス注など)が選択されることもある．

● 混合型アナログ＋超速効型のパターン

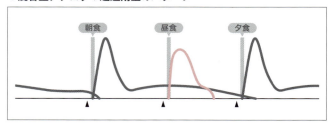

- 混合型ヒトインスリンと速効型インスリンを使用する場合は，インスリンの作用発現までに30分はかかるので，毎食30分前の注射が必要となる．

●混合型ヒトインスリン＋速効型のパターン

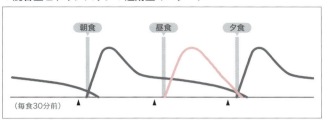

（毎食30分前）

■ インスリン量の調節

●朝食前血糖値が140mg/dL以上のとき
夕食前の配合溶解を1〜2単位増やす

●朝食後2時間血糖値が200mg/dL以上のとき
●昼食前血糖値が140mg/dL以上のとき
朝食前の配合溶解を1〜2単位増やす

●昼食後2時間血糖値が200mg/dL以上のとき
●夕食前血糖値が140mg/dL以上のとき
昼食前の超速効型を1〜2単位増やす

●夕食後2時間血糖値が200mg/dL以上のとき
●就寝前血糖値が140mg/dL以上のとき
夕食前の配合溶解を1〜2単位増やす

●朝食前血糖値が70mg/dL以下のとき
夕食前の配合溶解を1〜2単位減らす

●昼食前血糖値が70mg/dL以下のとき
朝食前の配合溶解を1〜2単位減らす

●夕食前血糖値が70mg/dL以下のとき
昼食前の超速効型を1〜2単位減らす

●就寝前血糖値が70mg/dL以下のとき
夕食前の配合溶解を1〜2単位減らす

③超速効型朝昼食前（1日2回）＋配合溶解夕食前（1日1回）

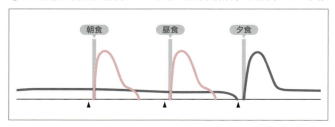

※病態によっては，配合溶解の代わりに混合型アナログあるいは混合型ヒトインスリン，超速効型の代わりに速効型を用いることがある．

- ②と同様に，強化インスリン療法ができない場合に選択する．
- 朝昼食前に超速効型インスリン，夕食時に基礎インスリン補充を持ち合わせた配合溶解インスリンを使用する．

■ インスリン量の調節

- 朝食前血糖値が140mg/dL以上のとき

夕食前の配合溶解を1～2単位増やす

- 朝食後2時間血糖値が200mg/dL以上のとき
- 昼食前血糖値が140mg/dL以上のとき

朝食前の超速効型を1～2単位増やす

- 昼食後2時間血糖値が200mg/dL以上のとき
- 夕食前血糖値が140mg/dL以上のとき

昼食前の超速効型を1～2単位増やす

- 夕食後2時間血糖値が200mg/dL以上のとき
- 就寝前血糖値が140mg/dL以上のとき

夕食前の配合溶解を1～2単位増やす

- 朝食前血糖値が70mg/dL以下のとき

夕食前の配合溶解を1～2単位減らす

- 昼食前血糖値が70mg/dL以下のとき

朝食前の超速効型を1～2単位減らす

- 夕食前血糖値が70mg/dL以下のとき

昼食前の超速効型を1～2単位減らす

- 就寝前血糖値が70mg/dL以下のとき

夕食前の配合溶解を1～2単位減らす

文　献
1. 日本糖尿病学会 編・著：医療者のためのカーボカウント指導テキスト，文光堂，2017

注射回数の少ない簡便なインスリン療法

1 適 応
① 2型糖尿病で，内因性インスリン分泌能がある程度保たれている場合．
② インスリン依存状態にあるが，頻回注射からなる強化インスリン療法ができない場合．
③ 1日1～2回であれば自己注射が可能な場合．
④ 高齢，認知症などで自己注射ができず，家族をはじめとする介護者などに委ねる場合．

2 初回注射量と分割，その後の調節
- 体重(kg)×0.1～0.2単位を1日総量として1回注射するか，2回に分けて注射する．
- 注射時間とインスリンの単位は個人のライフスタイルに合わせて調整する．

3 配合溶解インスリン(あるいは混合型インスリン)を用いた簡便な注射パターン
- 1日2回法と1日1回法がある．
- 近年は，混合型インスリンよりも配合溶解インスリンが選択されることが多い．
- 配合溶解インスリンを用いた方法は，持効型溶解1回法の次の手として選択されることもある．

① 1日2回法

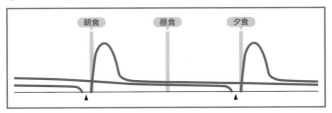

- 食事内容とその分量を考慮して,朝夕の単位数の比率を 2:1または3:2または1:1とし,数日間の血糖値を見て投与量を調節していく.

② 1日1回法

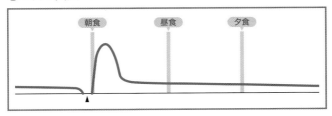

- 2型糖尿病で内因性インスリン分泌が比較的保たれているが,経口薬治療ではコントロール不良でインスリン補充が必要,かつ1日1回の注射を希望する場合に行う.また,本人のみならず介護者の都合という場合もある.
- 1日の中で最大カロリーを摂取する食事の前に注射する.あるいは最も血糖値の上昇する食事に合わせて,昼食または夕食前の1回注射とすることもある.
- 0.1〜0.2単位/kg/日で導入する.1回の注射単位が多くなると,午後から夕食前にかけて低血糖が出現する可能性が高くなるので,その場合は1日2回法を選ぶ方が安全である.

■ インスリン量の調節

- 朝食前血糖値が140mg/dL以上のとき
- 就寝前血糖値が200mg/dL以上のとき

夕食前の配合溶解(あるいは混合型)を1〜2単位増やす

- 夕食前血糖値が140mg/dL以上のとき
- 昼食前血糖値が200mg/dL以上のとき

朝食前の配合溶解(あるいは混合型)を1〜2単位増やす

- 朝食前血糖値が70mg/dL以下のとき
- 就寝前血糖値が70mg/dL以下のとき

夕食前の配合溶解(あるいは混合型)を1〜2単位減らす

- 夕食前血糖値が70mg/dL以下のとき
- 昼食前血糖値が70mg/dL以下のとき

朝食前の配合溶解(あるいは混合型)を1〜2単位減らす

4 持効型溶解インスリンを用いた簡便な注射パターン(1日1回法)

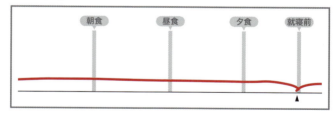

- 持効型溶解インスリンを1日1回,注射を行う人(患者本人もしくは介護者)の都合に合わせて注射する.インスリン効果のピークはほぼないので,注射のタイミングはいつでもよく,毎日同じ時間に注射できることを優先に考える.
- 初回0.1〜0.15単位/kg/日程度の低用量から開始する.インスリン分泌能が保たれている場合は,基礎インスリ

ンの補充により，0.1単位/kg/日以下であっても血糖プロファイルの改善効果が得られることがある．

文　献
1. 日本糖尿病学会 編・著：糖尿病治療ガイド2018-2019，文光堂，2018
2. 日本糖尿病学会 編・著：糖尿病診療ガイドライン2016，南江堂，2016
3. 日本糖尿病学会 編・著：糖尿病専門医研修ガイドブック，改訂第7版，診断と治療社，2017

血糖自己測定（SMBG）

血糖自己測定（self-monitoring of blood glucose；SMBG）とは，自己検査用グルコース測定器を用いて，手指などの毛細管血グルコース濃度を測定することである．

日常生活における血糖変動を知ることにより，患者一人ひとりの生活状況に応じた治療をすることが可能となる．また，自己の血糖値をリアルタイムで知ることにより食生活，日常生活活動，運動習慣などを見直すことができ，患者自身が自ら生活を変化させていくことが可能となる．そのため糖尿病療養指導スタッフは，SMBG導入初期からできるだけきめ細やかな指導を行うことが大切である．

インスリンの自己注射を行っている患者は，原則としてSMBGを行うことが望ましい．公的医療保険適応で実施することができる．とくに強化インスリン療法を行っている患者は，SMBGによる血糖値を参考に，インスリン量を調節する．

■1 簡易血糖測定器と採血器（ランセット）
●採血量も少なく，迅速に血糖値測定が可能な機種が市

販されている．近年は測定器の小型化，軽量化も進み，カラー液晶や音声ガイドが搭載されているものもある．表5-2にその代表的なものをあげる．測定結果のパソコン解析はもちろん，無線通信でスマートフォンやパソコンにデータを転送することが可能な機種も出てきている．スマートフォンの専用アプリで血糖，血圧などを一元管理できる機種もあり，今後ますます血糖値の自己管理はしやすくなると考えられる．

- 必要採血量が少なくなったことから，採血用の針も細いものが出ており(最も細いもので33G)，採血時の痛みも少なくなっている．また，採血器具と針が一体化した使い捨てタイプのランセットも普及しつつある．

2 測定の方法，手順
- 測定器それぞれの添付文書，取扱説明書を参考にする．

3 基本的な測定のタイミング
- 毎食前・毎食後，就寝前の7回測定で大まかな1日の血糖変動をとらえられるが，使用するインスリンによって効果的な測定のタイミングは異なる．以下に例を示す．

① 1日1回測定：早朝空腹時，朝食前のみなど．また1日目朝食前，2日目朝食後，3日目昼食前…と1週間をかけて7回測定を行う方法もある．

② 1日2回測定：朝・夕食前，朝食前・就寝前など

③ 1日3回測定：毎食前，朝夕食前・就寝前など

④ 1日4回測定：毎食前・就寝前

4 追加測定の必要なタイミング
- 低血糖症状時，夜間に低血糖を起こしやすい場合は就寝前や深夜，シックデイ，運動の前後など．

5 測定の目安，おおむね順調と考えるひとつの目安
- 空腹時血糖値130mg/dL以下，食後血糖値180mg/dL以下をひとつの目安とする．

6 食後血糖の考え方
- 食事開始から2時間後の血糖値を食後血糖値とする．妊娠中の糖尿病においては食後血糖値を含めた厳格な管理を要するため，食後血糖値測定が多くの場合で必要となる．

7 測定値の評価と使い方
① 早朝空腹時血糖値：基礎インスリンや就寝前のインスリンの効果判定に利用する．

② 食前血糖値：責任インスリン法やスライディングスケール，1型糖尿病における補正インスリンの参考にする．

③ 食後血糖値：食後高血糖や低血糖(ダンピング症候群など)の有無を確認する．

④ その他：以下のような血糖に影響する因子を血糖自己測定値記入ノートの備考欄に記載し，ふり返りに利用する．

- 食事量(普段より多い・少ない，特別な間食など)，アルコール量
- 運動の有無とその内容・量
- 低血糖時の対処法(ブドウ糖の量，摂取したものなど)
- 病気・けがの有無，月経期間
- インスリン量(普段と異なる量を打った場合)

表5-2 代表的な簡易血糖測定器

機種名	グルテストアイ	グルコカードプラスケア	メディセーフフィット	メディセーフフィットスマイル
発売元	三和化学研究所	アークレイ	テルモ	テルモ
特徴	シンプル 音声ガイド	シンプル 音声ガイド	立体チップ 小型・軽量	立体チップ 音声ガイド
測定方法	酵素電極法 (FAD-GDH)	酵素電極法 (FAD-GDH)	酵素比色法 (GOD-POD)	酵素比色法 (GOD-POD)
検体量(μL)	0.6	0.6	0.8	0.8
測定時間(秒)	5.5	5.5	9	9
測定範囲(mg/dL)	10〜600	10〜600	20〜600	20〜600
メモリー(回)	800	800	500	500
測定温度(℃)	10〜40	10〜40	5〜40	5〜40
補正	自動補正	自動補正	検体は全血を使用するが測定結果は血漿値として表示	検体は全血を使用するが測定結果は血漿値として表示
重量(g)	82	82	約42	約80
電池	単4電池	単4電池	ボタン型電池	単4電池
備考		携帯アプリとのデータ連携，専用ソフトでのデータ解析	NFC通信(HRジョイント対応機器仕様)	NFC通信(HRジョイント対応機器仕様)
センサー(試験紙)	グルテストNeoセンサー	Gセンサー	メディセーフフィットチップ	メディセーフフィットチップ
採血器具と穿刺針(G：ゲージ)	ジェントレット，ジェントレット針(30)，SKKブラッドランセット(28, 30, 33)	ナチュラレットEZデバイス，ナチュラレットEZ(30)	メディセーフファインタッチⅡ，メディセーフ針(30)	
使い捨て穿刺器具	アイピット(30)	ナチュラレットプチ(30)	メディセーフファインタッチディスポ(30)	

D. 血糖自己測定（SMBG）

アキュチェック ガイド	ワンタッチ ベリオビュー	ワンタッチ ベリオIQ	ケアファスト リンク	フリースタイル フリーダム ライト	FreeStyle リブレ
ロシュ	ジョンソン・エンド・ジョンソン	ジョンソン・エンド・ジョンソン	ニプロ	ニプロ	アボット
挿入口ライト 広い点着エリア	シンプル	挿入口ライト	Bluetooth 音声ガイド	検体量少量 追加点着可能	フラッシュグルコースモニタリング可能
酵素電極法 (FAD-GDH)	酵素電極法 (FAD-GDH)	酵素電極法 (FAD-GDH)	酵素電極法 (FAD-GDH)	酵素電極法 (FAD-GDH)	酵素電極法 (FAD-GDH)
0.6	0.4	0.4	0.4	0.3	0.6
4	5	5	5	4	5
10〜600	20〜600	20〜600	20〜600	20〜500	20〜500
720	600	750	1,000	400	90日間
4〜45	6〜44	6〜44	5〜45	4〜40	10〜45
自動補正	自動補正	自動補正	自動補正	自動補正	
約40	105	47.06	96	45	65
ボタン型電池	単4電池	充電式	充電式	ボタン型電池	充電式
	専用ソフトでのデータ解析	専用ソフトでのデータ解析	アプリとのデータ連携 遠隔診療サポート機能	クーロメトリー法	
アキュチェックガイドストリップ	ワンタッチベリオセンサー	ワンタッチベリオセンサー	ニプロCFセンサー	ニプロFS血糖センサーライト	FSプレシジョン血糖測定電極
アキュチェックセミディスポ，アキュチェックセミディスポランセット(30)	ワンタッチアクロ，ワンタッチアクロランセット(33)		ニプロセーフタッチライトショット，ニプロライトショットL，ニプロランセット(25, 30)，ニプロLSランセット(25, 28, 30)		
セーフティプコウノ(28)，セーフティプコプラス(23)	BDセーフティランセット(21, 30)		ニプロセーフタッチランセット(28, 30)		ポケットランセット(28)

第5章

第**6**章

持続皮下インスリン注入療法（CSII）

A　CSIIの有用性と適応

❶ 持続皮下インスリン注入療法（continuous subcutaneous insulin infusion；CSII）とは

持続注入ポンプを用い，皮下に留置した針（カニューレ）を通して持続的にインスリンを注入する治療法である．持続的に基礎インスリン（ベーサル）を，食事前に追加インスリン（ボーラス）を注入する．インスリンポンプ療法（insulin pump therapy）ともいわれる．とくに時間ごとに基礎注入量の変更を設定できるプレプログラマブルインスリンポンプが血糖コントロールと生活の質（quality of life；QOL）の改善に有用とされる．投与するインスリンは超速効型インスリン，もしくは速効型インスリンとなる．

❷ CSIIの有用性

- 超速効型インスリンを安定的に皮下注入することで，インスリンの血中濃度を保つことができ，血糖値の変動を減らせるため，低血糖や高血糖のリスクが減少する．
- 暁現象（dawn phenomenon：深夜から早朝にかけて血糖値が上昇する現象）による早朝の高血糖など，頻回注射では不十分であった血糖コントロールの改善が期待できる．
- 食事，運動，職務，旅行など生活の変動による低血糖や高血糖への対応がしやすくなる．
- 針の穿刺が3日に1回になる．
- 毎回の食事の際に消毒とペン型インスリンの注射でなく，インスリン注入をボタン操作でできる．

3 CSIIの適応

インスリン分泌不全をきたし,血糖コントロールが不安定な患者がCSIIの主な適応となるが,特に以下の①~④の患者が適応となりやすい.

①1型糖尿病患者またはインスリン分泌が著しく低下した2型糖尿病患者
- 頻回インスリン注射ではコントロール困難な不安定糖尿病の場合
- 低血糖が頻発し,無自覚性低血糖を繰り返す場合
- 暁現象を呈してコントロール不良な場合

②糖尿病合併妊娠
- 妊娠を計画中または妊娠中の糖尿病患者

③小児1型糖尿病

④膵臓全摘後の糖尿病

4 CSII導入の条件

- 厳格な血糖コントロールの重要性を理解し,治療への意欲や熱意がある.
- インスリンポンプの仕組みを理解した上で操作し,トラブルに対処する能力を有する.小児の糖尿病症例では,保護者がインスリンポンプに関する教育を受け,ポンプの操作や操作の補佐ができる必要がある.
- CSIIについて十分な経験と技能を有した医療スタッフがおり,CSIIの継続的な教育やトラブルへの対処など,サポート体制が整っている.

5 CSIIの導入法

- インスリンポンプ療法導入時は,頻回注射法で使用していたインスリン量を参考にしながら頻回の血糖測定を行い,基礎インスリン(ベーサル)とカーボカウントを習得

し，食前追加インスリン(ボーラス)の注入量を決定する．
- 追加インスリンの注入は，糖質/インスリン比やインスリン効果値を設定するボーラスウィザード機能を用いて行う場合と，注入する単位数をあらかじめ決めておくマニュアルボーラスで行う場合がある．
- インスリンポンプとCGMセンサーが一体となったSAP (sensor-augmented pump)を導入する場合が多い．インスリンポンプだけを使用し，CGMセンサーを用いない場合は，flash glucose monitoring(FGM；FreeStyleリブレ〈図6-1〉)やリアルタイムCGM(ガーディアンコネクト〈図6-2〉，Dexcom G4〈図6-3〉)を併用してグルコースモニタリングを行う場合もある．
- SAPのCGMセンサー，FGM，リアルタイムCGMのいずれも間質液のグルコースを測定しているため，実際の血糖値とタイムラグや誤差が生じる可能性があり，必ず穿刺による血糖自己測定(self-monitoring of blood glucose；SMBG)も並行して実施する．
- インスリンの注入量の決め方は，後述の「〈p.82〉C-❷ 注入量の決定」を参照のこと．

❻ CGM(持続血糖モニター)

- リアルタイム持続血糖モニター(リアルタイムCGM)，flash glucose monitoring(intermittently viewed CCM〈iCGM〉，通称FGM)などの方法があり，いずれも皮下間質液のグルコース濃度を測定し，グルコース値を独自の方法で変換し，血糖値として表示している．従来のSMBGでは，測定時の血糖値が上昇傾向にあるのか下降傾向にあるのかという変動を把握するのは困難だったが，リアルタイムCGMやFGMの進歩により血糖変動や就寝

A. CSIIの有用性と適応　73

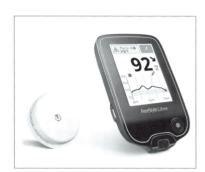

図6-1　FreeStyleリブレ
提供：アボット ジャパン株式会社

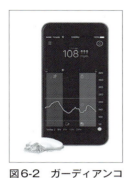

図6-2　ガーディアンコネクト
提供：日本メドトロニック株式会社

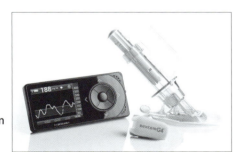

図6-3　Dexcom G4
提供：テルモ株式会社

中の低グルコース等を連続的に把握できるようになった．リアルタイムCGMは一定の施設基準を満たした医療機関でのみ医療保険の適応となる(2019年4月現在)．

- リアルタイムCGMとCSIIを連動させたSAP療法については「〈p.75〉A-7 SAP療法」で後述する．
- FGM(2017年から保険適応)はセンサーを患者の上腕部分に装着して血糖値を測定する機器で，「FreeStyleリブレ」と「FreeStyleリブレPro」がある．ともにセンサーは

最大14日間使用可能で，SMBGによる較正を必要としない．センサーの貼付や読み込み作業が簡便である．異なる点について後述する．

- FreeStyleリブレ：患者が自宅で使用するための機器．各人の持つReaderでセンサーをスキャンして皮下間質液のグルコース値を表示する．センサーには最大8時間のデータが記録可能で，スキャン時にセンサーからReaderにデータが移行する．8時間以内にスキャンしなかった場合，一部データが消去される(9時間空けてスキャンした場合，最初の1時間のデータは保持されない)．FreeStyleリブレは，インスリンあるいはGLP-1受容体作動薬等の自己注射を実施した場合に医療保険の適応となる．

- FreeStyleリブレPro：医療従事者が患者の血糖管理をより適切に行うための装置．Readerは医療従事者が1台を持ち，複数以上の患者のデータの読み取りが可能．皮下間質液のグルコース値を15分ごとに自動で記録し，最大14日分の測定データをセンサーに保存可能．Readerでスキャンし，約5秒でダウンロードすることができる．リブレProは血糖管理を行うための検査であり，自己注射をしていない患者でも医療保険の適応となる．医療保険では，4歳未満の幼児では医師の判断のもと慎重に対処とされるが，妊婦を含むすべての1型糖尿病患者に医療保険適応となっている．

- リアルタイムCGM：頻回インスリン療法でも使用可能なリアルタイムCGM2機種が2018年12月以降保険適応となった．適応は急性発症1型または劇症1型糖尿病のうち，インスリン頻回注射またはSAP以外のインスリンポ

ンプ療法と1日最低2回以上のSMBGを行っている症例に限定され，本機器を使用する医療者は適切な研修を受けることが定められている（日本糖尿病学会の適正使用指針では，同学会や日本糖尿病療養指導士認定機構が行うe-Learningを修了することを必須としている）．

- ガーディアンコネクト（日本メドトロニック社）：5分ごとに皮下間質液のグルコース濃度を測定しiPhoneなどのモバイル機器でデータを受信，データはクラウドに保存する．センサーの使用可能期間は6日間でSMBGによる較正を必要とする．
- Dexcom G4（テルモ社）：センサーからの信号を専用の端末で受信する．センサー使用期間は7日間でSMBGによる較正を必要とする．2つの機種とも高グルコース時，低グルコース時のアラート機能を備えており，患者が早めに対応がしやすいことが最大の利点と考える．
- CGM，FGMの特徴を表6-1にまとめる．

7 SAP療法

2015年より本邦でもパーソナルCGMとインスリンポンプを連動させたSAP（sensor-augmented pump）療法が保険適応となった．患者が自分でリアルタイムのセンサーグルコース値（SG値）を確認することにより，基礎インスリン（ベーサル）量の調整を行うことができる．無自覚性低血糖や無症候性高血糖をリアルタイムで把握・対処できる安全性の高いシステムである．しかしSG値は皮下間質液のグルコース濃度であり，実際の血糖値とは乖離している可能性があることに注意しなければならない．

SAP療法ではインスリンポンプ療法用に穿刺とポンプ装着の作業が必要である．加えて，パーソナルCGMに使用

表6-1 CGM，FGMの特徴

メーカー名	機種名・規格	センサー使用可能日数	較正の必要性	リアルタイム表示	表示モニター
CGM					
日本メドトロニック	iPro2	6日間	必要	なし	なし
日本メドトロニック	SAP(インスリンポンプ+トランスミッタ)	6日間	必要	あり	インスリンポンプのモニター
日本メドトロニック	ガーディアンコネクト	6日間	必要	あり	モバイル機器のアプリ
Dexcom(販売：テルモ)	Dexcom G4	7日間	必要	あり	専用モニター
FGM					
アボットジャパン	FreeStyleリブレ	14日間	不要	なし	リブレ Reader
アボットジャパン	FreeStyleリブレPro	14日間	不要	あり	リブレ Pro Reader

するエンライトセンサを6日に1回穿刺してトランスミッタと接続する．さらに1日に数回(最低12時間に1回)，血糖値をSMBGで測定してポンプに入力する較正作業が必要になる．コストも高くなる．しかしSG値をリアルタイムで確認して対応できるメリットは大きい．

SAPにはあらかじめ設定された低血糖，高血糖に基づいてアラームが鳴る機能がある．さらに2018年3月に発売された「ミニメド640システム」は，低血糖への対策として，SG値が下限値に達する，または近づくと予想されると，自動的に基礎インスリン注入が中断される．その後SG値の上昇が予測される場合，もしくは120分インスリン注入が停止している場合はインスリン注入を再開する機能が搭載された．また治療管理機能として，蓄積されたデータソー

高血糖・低血糖アラート機能	高血糖・低血糖予測アラート機能	アラートの種類	データ読み取り	遠隔での共有	施設基準届出	対象患者
なし	なし	なし	あり	なし	必要	
あり	あり	3種	あり	なし	必要	
あり	あり	3種	あり	あり	必要	急性または劇症1型糖尿病
あり	なし	2種	あり	なし	必要	急性または劇症1型糖尿病
なし	なし	なし	あり	なし	不要	インスリン・GLP1使用患者
なし	なし	なし	あり	なし	必要	

スをもとに1日のSG値の推移,センサー使用情報,低血糖・高血糖の原因検索などの解析ができる.

SAP療法を行った場合,小児糖尿病では医療費の自己負担はないが,成人では患者負担が3割の場合,通常のCSIIと比べて1ヵ月あたり約12,000円高くなり,経済的負担が大きい(2019年4月現在).

B 主要製品と主な特徴

過去に販売された機種を含めて,日本で使用されてきたインスリンポンプを表6-2にまとめる.

ここでは,今後の新規導入が可能な機種について記述す

表6-2 インスリンポンプの種類

メーカー名	機種名・規格	日本での販売開始	販売有無	動力
ニプロ社	SP-3HQ	1981年	×	単4電池
日本メドトロニック社	ミニメド508	2003年	×	単4電池
日本メドトロニック社	パラダイム712	2007年	×	単4電池
日本メドトロニック社	パラダイム722	2010年	×	単4電池
トップ社	TOP-8200	2013年	○	単4電池
日本メドトロニック社	ミニメド620G	2015年	×	単3電池
日本メドトロニック社	ミニメド640G	2018年	○	単3電池
トップ社	TOP-8200R	2018年4月	○	単4電池
テルモ社	メディセーフウィズ	発売準備中	○	ボタン電池

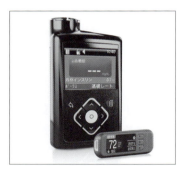

図6-4 ミニメド640GとコントアネクストLink 2.4

提供：日本メドトロニック株式会社

る(2019年4月現在).

● **ミニメド640G(日本メドトロニック社)** (図6-4)

[長所]

- 基礎レートパターンは8つまで設定可能.
- 基礎インスリンの注入速度は0.025単位/時ごとの細かい設定が可能.
- ボーラスウィザード機能あり.
- ボーラス注入設定にノーマル・スクエア・デュアル機能搭載.

- 一時基礎レート設定あり．
- シリンジ容量が3mLであり，現存するポンプで最大．
- セルフテスト機能あり．
- 音量は5段階に変更可能．画面の明るさは自動調整機能あり．
- CGMとの併用により，ポンプでリアルタイムSG値を表示することができる．
- CGMとの併用により，血糖変動等の各種データ管理が可能．
- コントアネクスト Link 2.4使用によりリモコン操作が可能(別売)．
- アラート(注意)アラームが鳴ったときにポンプ画面でお知らせ機能あり．
- SAP使用時にスマートガード機能(低グルコース設定下限値に基づき，一定の条件下での自動停止・自動再開機能)が搭載．

[短所]
- 他社製品よりやや重量あり(ポンプ重量約95.7g)．
- 手技が煩雑である(ただし次の操作を説明するナビゲーション機能が搭載されている)．
- チューブでつながれている感覚がある．

● **トップ シリンジポンプ TOP-8200，TOP-8200R (トップ社)** (図6-5)

[長所]
- 30分ごとの基礎インスリン注入レートのプログラムが可能．
- 3種類の追加注入パターンが設定可能．
- 閉塞圧設定の切り替えが可能．

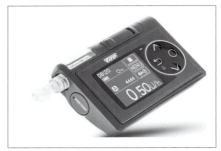

図6-5　トップ シリンジポンプ TOP-8200R

提供：株式会社トップ

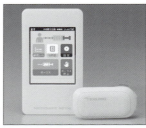
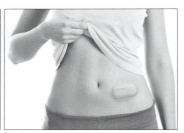

図6-6　メディセーフウィズ

提供：テルモ株式会社

- 残存インスリン補正機能．
- 軽度だが防水機能を有しており水に強い．

[短所]

- シリンジ容量が2.2mL．
- 手技が煩雑である．
- チューブでつながれている感覚がある．

● メディセーフウィズ（テルモ社）（発売準備中）（図6-6）

[長所]

- チューブフリー・パッチ式インスリンポンプを搭載．
- 無線通信（Bluetooth）のタッチパネル式リモコンで操作するため，チューブによる日常生活の制限がない，服装

を選ばない．
- リモコンGUI(graphical user interface)表示により操作が覚えやすく，わかりやすい．
- ポンプ本体は34gと小型・軽量．

[短所]
- リモコンを常時携帯する必要がある．
- 接着面が広いため，皮膚症状により注意が必要である．

 一般的な使用方法

❶ CSIIでの血糖管理目標

　基本的には日本糖尿病学会が提唱している血糖コントロール目標に準ずるが，年齢，罹患期間，低血糖のリスク，妊娠予定や妊娠中であるか，合併症の状態などに応じ，個別に設定する．

　上記の点を前提として，合併症予防の観点からHbA1c＜7.0%を目標値とするが，血糖値の変動を少なくすることが重要である．

● 糖尿病合併症がない場合の血糖管理目標の目安
- 食前血糖値：80〜110mg/dL
- 食後ピーク(1〜2時間後)血糖値：180mg/dL以下

● 糖尿病網膜症が進行している場合
- 急激な血糖低下を避ける．低血糖を起こさないようにする．
- 食前血糖値：150mg/dL程度
- HbA1cの低下：1ヵ月に1%程度

● 妊娠を予定しているあるいは妊娠時の血糖管理目標：厳

格な血糖コントロールをめざす．
- HbA1c＜6.2%
- 空腹時血糖値：70〜100mg/dL
- 食後2時間血糖値＜120mg/dL
- 低血糖のない状態をめざす．

2 注入量の決定

- CSIIは一定の注入部位からの可変式の基礎インスリンの注入により，インスリン頻回注射法(multiple daily injection；MDI)よりも生理的なインスリン補充を実現しやすい．プレプログラマブルインスリンポンプでは時間ごとの基礎インスリン注入量を設定できるため，夜間低血糖のリスクを回避しながら暁現象を抑制できる．また日中の患者ごとの生活パターンに合わせた基礎インスリン注入が行える．
- 開始当初はSMBGで原則，毎食前，就寝前(必要に応じて午前0時，午前3時)に測定を行う．従来頻回の血糖測定が必要だったが，CGMが使用可能となり，インスリンの調節がしやすくなった．

a 初回のポンプ1日総インスリン量の設定

それまで行っていた1日総インスリン量×0.6〜0.8を初回の総投与量の目安とする(日本人ではもう少し少ない場合が多いという報告もある)．巻末付録「富山大学第一内科のインスリンポンプ(CSII)初期設定用チェックリスト」も参照のこと．

b 基礎インスリンの注入量の設定

基礎インスリンの開始量は以下の①〜③の方法のいずれかで決め，装着後の血糖値をみながら調節する．

① 頻回注射を行う際の1日総インスリン量(total daily dose of insulin；TDD)を算出する．TDD×0.3〜0.4を24時

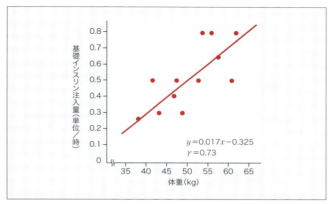

図6-7 CSIIにおける基礎インスリン注入量と体重

基礎インスリン量と体重は正相関を表すことより，体重に応じて基礎インスリン量を設定することも可能である．CSII中の基礎および追加インスリン量は，食事療法が不十分な場合，増加する．特にカーボカウント法を採用したCSIIの場合著明である．筆者は1日総インスリン量(TDD)を0.7単位/kg標準体重以下を保つことを提案している．

「小林哲郎，鎌田 泉：CSII療法，臨床糖尿病マニュアル(小林哲郎編)，改訂第3版，p.129，2012，南江堂」より許諾を得て転載．

「田中昌一郎，小林哲郎：体重をもとにした決定法，インスリンポンプ療法マニュアル(小林哲郎，難波光義編)，改訂第2版，p.45，2014，南江堂」より許諾を得て転載．

間で割り，暫定の基礎インスリン量とする．

②頻回注射療法時の基礎インスリン×0.6〜0.8を24時間で割り，暫定の基礎インスリン量とする．

③基礎インスリン量は体重と正の相関がある．図6-7の回帰曲線を用いて基礎インスリン量を決める．

c ポンプのプログラム時間

一般的に3時間おきに時間を区切り，3時間で血糖値が30mg/dL以上上昇していたら基礎インスリン量を増やし，低下していたら減らす．増減幅は人によって異なるが，0.025〜0.100/時とすることが多い．プログラムの時間は各人の生活時間に合わせて調整する．

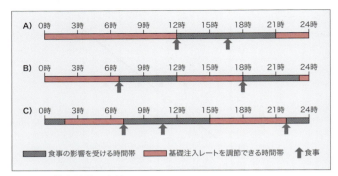

図6-8 絶食試験の方法
A)21〜12時,B)12〜18時,C)15〜21時の3区分を設定する.最終食事摂取から4時間以上経過するようにA)では17時までに夕食を摂取,B)では深夜は絶食とし,朝食は8時までに摂取,C)では昼食を絶食または11時までに摂取し夕食は21時以降とする.

楠 宜樹ほか,糖尿病 55(12):958,2012より引用改変

まず朝食前の血糖値の正常化を図る.前日の夕食前,眠前,深夜の血糖値の値を合わせ,暁現象がある場合は早朝(例:午前3〜6時)の設定を増量して対処する.

参考:絶食試験による調整・確認

基礎インスリン調節および確認のため絶食試験を行うことも有用である.

- 朝食絶食:夜間から午前中の基礎インスリン設定の確認
- 昼食絶食:午後の基礎インスリン設定の確認
- 夕食絶食(この場合は21時に夕食):午後から眠前の基礎インスリン設定の確認

以前は絶食試験の際にSMBGで1時間ごとに血糖測定をして検討していた.FGMやリアルタイムCGMを利用することにより絶食試験は以前よりもずっと行いやすくなった(図6-8).

e 食前追加注入量の設定

方法1 食事摂取量に応じてTDDから基礎インスリンの注入量を引いた量を3分割して調整する．

例）朝30％，昼30％，夕40％など（追加分を100％とした配分表示）

方法2 カーボカウントを用いた方法

カーボカウントを用いて追加インスリンを調節する場合には，①摂取糖質量に対するインスリン量と，②そのときの血糖値を修正するインスリン量の2つを考慮する必要がある．これらを算出する場合には，それぞれ①糖質/インスリン比（carbohydrate insulin ratio；CIR*，g/単位）＝インスリン1単位で処理できる糖質量，②インスリン効果値（insulin sensitivity factor；ISF**，mg/dL/単位）＝追加インスリン1単位で血糖値がどれだけ下げられるかを表す指標が必要になる．

　　糖質用インスリン＝これから食べる糖質量÷（糖質/インスリン比）

　　補正用インスリン＝（現在の血糖値－目標血糖値）÷インスリン効果値

食事前の追加インスリンは，この糖質用インスリンと補正用インスリンの合計として計算する（図6-9）．

3 追加注入のタイミング

毎食事前に追加インスリンとして注入する．炭水化物が多い間食をとるときは，間食前にも少量の追加インスリン

---

*CIR：300から450までの値をTDDで割って算出する（300から450までのどの値を用いるかは時間帯，患者によって異なる）．
**ISF：インスリン効果値（補正用）の算出方法：1,500〜2,000÷TDDで算出する．1,500〜2,000のどの値を使用するかは患者によって異なる．

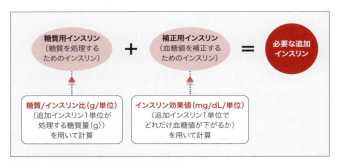

図6-9　追加インスリン量の決定方法

日本糖尿病学会 編・著：医療者のためのカーボカウント指導テキスト，P.38，文光堂，2017より

を打つ（カーボカウントを利用するとよい）．
- 超速効型インスリンを使用：食事直前〜15分前
- 速効型ヒトインスリンを使用：食事の30分前

　その他，高血糖の際も効果値を使用して補正も可能である．この際はポンプトラブルがないか十分に確認する（下記参照）．

4 使用インスリン製剤

　CSIIでは超速効型インスリン（ヒューマログ，ノボラピッド，アピドラ）を使用するのが一般的となっている．妊婦に対するCSIIの際には，ヒューマログ，ノボラピッドは安全性が確立されているが，アピドラは妊娠に対する使用記述がないことに留意する．

5 その他

- ポンプは水や熱に弱いので，入浴やシャワーの際に取り外して水や熱にさらさないように注意する．海水浴などではポンプを涼しい日陰や保冷剤を入れたケースに入れて保護する．

- ポンプの取り外しが可能な時間は1時間以内が目安となる．
- 睡眠中にチューブが引っ張られないように，パジャマや下着にポケットをつけて入れたり，腹巻を使用するなど工夫する．

D. 注意すべき有害事象と解決方法

1 ポンプ・チューブ・針のシステム不良，操作ミスなどによるトラブル

①チューブ・カニューレの詰まり，ねじれ，折れ曲がり
②スイッチの押し忘れ
③インスリン不足による中断
④電池切れ
⑤インスリンの漏れ
⑥ポンプの故障

- CSIIではインスリン持続注入が停止すると，1〜2時間で高血糖をきたし，インスリン枯渇例では容易に糖尿病ケトアシドーシス(diabetic ketoacidosis；DKA)に陥りうる．
- カニューレを交換した後は，1〜2時間後に血糖を測定し高血糖になっていないか確認する．
- 原因不明の高血糖の際には，ポンプ，チューブ，カニューレの接続を確認する．閉塞部位が不明なときはカニューレとチューブの接続をはずし，手動でインスリンを送り出してインスリンが出るか確認する．
- カニューレ穿刺部位の問題が疑われる場合は穿刺し直

す．
- インスリンポンプには閉塞アラームの機能があるが，チューブ・カニューレの屈曲などの完全閉塞でないと作動しないこともある．ねじれなどで予定量よりも少ないインスリンが注入されているとアラームが出ない場合があるので注意する．
- ポンプ自体の故障が疑われる場合は，ポンプのユーティリティメニューからセルフテストを行う．ポンプ自体に異常があった場合は，サポートラインに連絡する．緊急の連絡が難しい場合は，ポンプを中止し，いったんペン型インスリンによる頻回注射法に切り替えてしのぐ．
- 病院のスタッフは，このようなときの対応についてあらかじめ患者およびその家族に指示しておく．
- 機器故障時などに備え，代替手段(ペン型インスリン)の携帯を忘れない．

❷皮膚や皮下のトラブル
① 穿刺部の刺激，かゆみ，疼痛
② 絆創膏・固定用テープ剤によるかゆみ，かぶれ
③ 皮下出血
④ 穿刺部皮膚の硬結・肥厚

- 3日に1度がCSIIの針交換の原則．同一部位への長期間の装着を避け，穿刺部位は毎回変える．
- 穿刺部の皮膚をしっかり消毒して清潔にする．
- CSIIの固定用テープ剤は変更できないが，SAP療法ではトランスミッタを固定するオーバーテープを他のテープ剤へ変更することが可能．
- ポンプやトランスミッタの交換をしたときに，すぐに炎症を抑える軟膏を塗るとよい．

- 固定用テープ剤を使用する前に皮膚保護材を使用して保護膜を作る(ストーマ使用患者も使用している). ただし医療保険は適用されず, 薬局などで購入する必要がある.

3 低血糖

リアルタイムCGMとCSIIを連動させたSAP療法や, FGMをCSIIに併用して, 基礎インスリンおよび追加インスリンの調整を行うことで, 低血糖を増加させずに血糖コントロールを改善させることが可能となってきた. ただし血糖変動が大きい時は, FGMやCGMで示されるグルコース値は数分から数十分前の血糖値を反映していることが多く, それらの値のみを参考にした補食や追加インスリンの投与は望ましくない. 状況に応じてSMGBでの確認を行う. 今後, さらにインスリンポンプ, リアルタイムCGMおよびFGMの性能が向上し, より良好な血糖コントロールが可能となることが待たれる.

4 高血糖, ケトーシス, ケトアシドーシス

CSIIで治療中の患者では内因性インスリン分泌能が枯渇している例が多い. インスリン注入が中断すると容易に高血糖に陥りやすく, ケトーシスやケトアシドーシスを発症するリスクが高い.

- CSII中に原因不明の極端な高血糖, ケトーシス, ケトアシドーシスを認めたら, まずカニューレが抜けていないか, ルートが外れていないかを確認する.
- インスリンポンプ装置の故障
  インスリンポンプが故障した場合, 速やかにサポートラインに連絡する(病院スタッフ, メーカーのカスタマーセンターなど). インスリンポンプをすぐに交換できない場合は, 頻回注射法で対処できるよう, 期限の切れていな

いペン型インスリンを必ず手元に持っているようにする．
- インスリンポンプのトラブルにより高血糖やケトーシスをきたした場合，治療はDKAの治療に準じて生理食塩水の輸液とインスリン投与を行う．インスリンは皮下持続注入から経静脈的投与に切り替えることが望ましい．
- ケトアシドーシスで入院した場合，食事再開はケトアシドーシスの補正後が望ましい．経口摂取が可能となったら，血糖値をみながらインスリンの経静脈的投与から皮下注射療法，CSII療法へと戻していく．

文献
1. インスリンポンプ療法マニュアル CSII療法導入・管理のための手引き，改訂第2版，小林哲郎ほか 編，南江堂，2014
2. 村田 敬：糖尿病3Cワークブック，改訂第2版，中山書店，2016
3. 特集 実践！血糖モニタリングとインスリンポンプ—CGM・SMBG・SAPなど．糖尿診療マスター 14(12)，2016
4. 日本糖尿病学会 編・著：医療者のためのカーボカウント指導テキスト，文光堂，2017

第**7**章

さまざまなケースにおけるインスリン療法

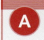 糖尿病昏睡

■ 糖尿病に関連して意識障害,昏睡をきたす病態
① 糖尿病ケトアシドーシス(diabetic ketoacidosis；DKA)
② 高浸透圧高血糖状態(hyperosmolar hyperglycemic state；HHS)
③ 低血糖(hypoglycemia)
④ 乳酸アシドーシス(lactic acidosis)

　高血糖に起因する急性代謝失調は上記①②であり,インスリン療法の絶対適応となる.

■ 糖尿病ケトアシドーシス(DKA)と高浸透圧高血糖状態(HHS)

ⓐ 病　態(図7-1)

● DKA
インスリンの絶対的欠乏に加え,インスリン拮抗ホルモン(グルカゴン,カテコールアミン,コルチゾール,成長ホルモン)の増加があり,急速な高血糖と脂肪分解,肝臓でのケトン体産生が亢進し,代謝性アシドーシスと脱水をきたす.

● HHS
インスリンの相対的欠乏でインスリン作用の低下はあるものの,脂肪分解,ケトン体産生亢進をきたすまでには至らず,著しい高血糖,高浸透圧による細胞内外の脱水が病態の中心となる.

ⓑ 誘　因
● 感染症(呼吸器,尿路,消化管,皮膚,軟部組織など)
● インスリン注射の中断や減量(とくにDKAの場合)

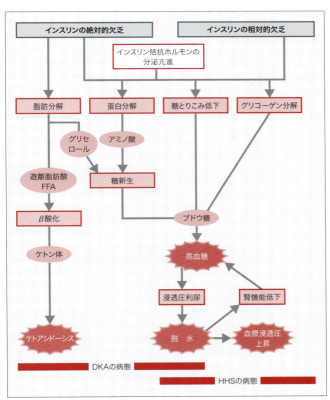

図7-1 DKAとHHSの病態

- 急性ストレス(脳血管障害,心筋梗塞,外傷,手術など)
- 血糖上昇作用のある薬剤の使用
 グルココルチコイド,サイアザイド系利尿薬,交感神経作動薬,非定型抗精神病薬など
- 高カロリー輸液や高張性の経管栄養の施行(とくにHHSの場合)

- 清涼飲料水の多飲(肥満者に多くみられる,いわゆる清涼飲料水ケトーシス)
- SGLT2阻害薬の使用中(いわゆる正常血糖DKA)(特に糖質制限食との併用の場合に発症することがある)

c 症 状

- 口渇,多飲,多尿,全身倦怠感,体重減少
- 嘔吐,腹痛(DKA,時に急性腹症様の激しい腹痛)
- 意識障害(正常から昏睡まで,種々の程度)
- 痙攣,精神障害,麻痺,言語障害など局所神経脱落症状(とくにHHSの場合)

d 身体所見

- バイタルサイン

  頻脈,低血圧,Kussmaul呼吸(DKAの場合),呼気の甘酸っぱいアセトン臭(DKAの場合).

- 脱水所見

  皮膚の緊張低下,口腔内の乾燥,体重減少(病前体重との比較が脱水程度の把握に重要).

- 感染巣の有無

  発熱がなくても感染症合併に注意する.

- 神経学的所見

  とくにHHSでは神経学的徴候に富む.

e 検 査

- 動脈血液ガス分析

  代謝性アシドーシスの有無,程度

- 検 尿

  尿糖,尿ケトン体,尿蛋白,白血球尿,細菌尿の有無

- 一般採血

  血糖,HbA1c,血算,生化学,血漿浸透圧(有効血漿浸

透圧を計算式*で求める),血中ケトン体(β-ヒドロキシ酪酸を迅速測定),CRP,乳酸など
- 各種培養検査(感染症が疑われるとき)
  尿,血液,咽頭,喀痰など
- 心電図検査
  虚血性心疾患の有無,不整脈,高K血症,低K血症による変化
- 必要に応じて各種画像検査(単純X線写真,頭部CT,心エコーなど)

f 診断,鑑別診断(図7-2,表7-1)

- 倦怠感,腹部症状,神経症状など特異的でない場合でも,血糖,検尿(尿ケトン体)をルーチンにチェックすることが重要である.
- DKAとHHSの鑑別診断(表7-2)
- その他の鑑別診断
① 飢餓性ケトーシス
② アルコール性ケトアシドーシス
③ その他の代謝性アシドーシスをきたす病態(乳酸アシドーシス,サリチル酸中毒,高Cl性アシドーシス,薬剤性アシドーシス)
④ 急性腹症
⑤ 脳血管障害

g 治 療

- 迅速な診断と治療開始が求められる.

1)DKA,HHSの治療の原則

- 基本の病態は,インスリンの作用不足と浸透圧利尿によ

---

* 血漿浸透圧=2(Na^++K^+)+血糖値(mg/dL)/18+BUN(mg/dL)/2.8

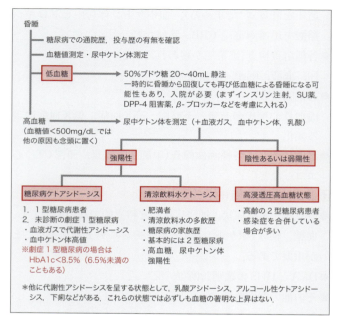

図7-2 糖尿病昏睡の鑑別

表7-1 糖尿病の高血糖による昏睡

ケトン体 強陽性			ケトン体 陰性か弱陽性
1型糖尿病	劇症1型	清涼飲料水ケトーシス	高浸透圧高血糖状態
1型糖尿病		2型糖尿病	

る高度の脱水である．したがって，①速効型インスリンの持続静注と②生理食塩水の投与が治療の基本である．DKAではインスリン不足，HHSでは脱水が主体である．全身の管理が必要となるため，図7-3のチャートを利用するとよい．

表7-2 糖尿病ケトアシドーシスと高浸透圧高血糖状態の鑑別

	糖尿病ケトアシドーシス*	高浸透圧高血糖状態
糖尿病の病態	インスリン依存状態	インスリン非依存状態．発症以前には糖尿病と診断されていないこともある
発症前の既住，誘因	インスリン注射の中止または減量，インスリン抵抗性の増大，感染，心身ストレス，清涼飲料水の多飲 SGLT2阻害薬の投与	感染症，脱水，手術，脳血管障害，薬剤（副腎皮質ステロイド，利尿薬，高カロリー輸液，SGLT2阻害薬），内分泌疾患（クッシング症候群，バセドウ病），心疾患
発症年齢	若年者（30歳以下）が多い	高齢者が多い
前駆症状	激しい口渇，多飲，多尿，体重減少，はなはだしい全身倦怠感，消化器症状（悪心，嘔吐，腹痛）	明確かつ特異的なものに乏しい． 倦怠感，頭痛，消化器症状
身体所見	脱水（＋＋＋），発汗（－），アセトン臭（＋），Kussmaul大呼吸，血圧低下，循環虚脱，脈拍頻かつ浅，神経学的所見に乏しい	脱水（＋＋＋），アセトン臭（－），血圧低下，循環虚脱，神経学的所見に富む（けいれん，振戦）
検査所見 血糖 ケトン体 HCO_3^- pH 有効浸透圧 Na K Cl FFA BUN/Cr 乳酸	300〜1,000mg/dL** 尿中（＋）〜（＋＋＋），血清総ケトン体3mM以上 8mEq/L以下 7.3以下 正常〜300mOsm/L 正常〜軽度低下 軽度上昇，治療後低下 95mEq/L未満のことが多い 高値 増加 約20％の症例で＞5mM	600〜1,500mg/dL 尿中（－）〜（＋），血清総ケトン体0.5〜2mM 16mEq/L以上 7.3〜7.4 320mOsm/L以上 ＞150mEq/L 軽度上昇，治療後低下 正常範囲が多い 時に低値 著明増加 しばしば＞5mM，血液pH低下に注意
鑑別を要する疾患	脳血管障害，低血糖，他の代謝性アシドーシス，急性胃腸障害，肝膵疾患，急性呼吸障害	脳血管障害，低血糖，けいれんを伴う疾患
注意すべき合併症（治療経過中に起こり得るもの）	脳浮腫，腎不全，急性胃拡張，低K血症，急性感染症	脳浮腫，脳梗塞，心筋梗塞，心不全，急性胃拡張，横紋筋融解症，腎不全，動静脈血栓，低血圧

* 症状発現後1週間前後でケトーシスあるいはケトアシドーシスに陥る劇症1型糖尿病があるので注意を要する（出典18頁参照）．
** SGLT2阻害薬投与によって正常血糖でもケトアシドーシスを発症することもある．

日本糖尿病学会 編・著：糖尿病治療ガイド2018-2019，文光堂，P.83，2018より

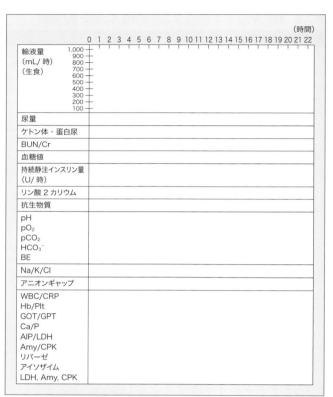

図7-3 DKAの管理チャート
アニオンギャップ＝$Na^+ - (HCO_3^- + Cl^-)$ （≒12mEq/L）

- 喪失した水分，電解質の補給と是正
- 高血糖，高浸透圧，ケトアシドーシス(DKAの場合)の是正
- 誘因の検索と治療
- 合併症の予防と治療

2）DKA，HHSの治療の実際

①輸液ルートの確保

　21G以上の太い静脈ルートを確保する．心不全，腎不全，高齢者など大量輸液にリスクのある患者ならば，中心静脈の確保も考慮する．

②気道の確保

　昏睡状態など気道確保に問題があれば，エアウェイ挿入，気管内挿管，酸素吸入を行う．

③心電図モニター

　心電図モニターを装着し，不整脈，血清K値の変動による心電図変化などを監視する（図7-4，5）．

④尿量モニター

　昏睡など排尿に問題があれば，膀胱留置カテーテルを挿入・留置する．

⑤経鼻胃管

　昏睡，嘔吐などがあれば，経鼻胃管を挿入・留置し，誤嚥予防を行う．

⑥輸液

- 輸液，電解質補正プロトコルを示す（表7-3，図7-6，7）．
- DKAでは100mL/kg，HHSでは100〜200mL/kg程度の水分喪失が見込まれる．目標は最初の12〜24時間で予想水分喪失量の半分を補うことである．
- 実際には，個々の患者の体格，年齢，脱水の程度，心肺予備能などを勘案し，循環動態をみながら輸液量を決定していく．
- 最初の1時間は，生理食塩水1,000mLを輸液しながら，データ分析，鑑別診断する．
- 次の2〜3時間は，0.45％食塩水を250〜500mL/時で

低K血症の心電図所見

● 血清値が3.5mEq/L以下になると異常がみられはじめる.
  1. T波の平低化と幅の拡大
  2. 2相性の幅広いT波
  3. T波の逆転, U波の増大
  4. ST低下, QT延長, 特有なRS-T変化

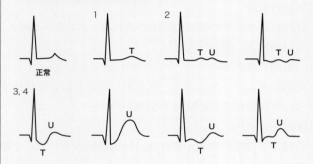

高K血症の心電図所見

● 血清値が6.0mEq/L以上になると異常がみられはじめる.
  1. T波の増大と尖鋭化
  2. P波消失
  3. QRS幅の拡大, 2相性の波形
  4. 心室細動, 心停止

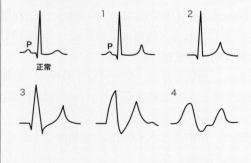

図7-4 血中カリウム(K)値に伴う心電図変化

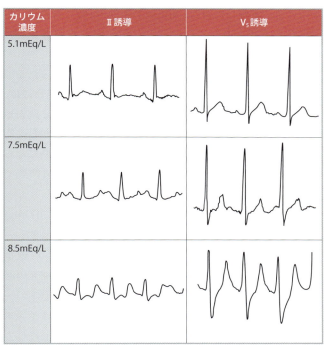

図7-5 DKAで高K血症をきたした症例の心電図変化

表7-3 DKA, HHSの水電解質欠乏量

欠乏する成分	DKAでの欠乏量	HHSでの欠乏量
総水分	4〜6L	4〜9L
水分	100mL/kg	100〜200mL/kg
Na^+	7〜10mEq/kg	5〜13mEq/kg
Cl^-	3〜5mEq/kg	5〜15mEq/kg
K^+	3〜5mEq/kg	4〜6mEq/kg
PO_4	5〜7mmol/kg	3〜7mmol/kg
Mg^{2+}	1〜2mEq/kg	1〜2mEq/kg
Ca^{2+}	1〜2mEq/kg	1〜2mEq/kg

Kitabchi AE: Hyperglycemic crises in diabetes. Diabets Care 27(Suppl 1): S94-S102, 2004より引用

続ける．ただし血清Na補正値**が低Na値であれば，生理食塩水を150〜250mL/時で正Na値になるまで続ける．

- 低血圧，ショックなどで重要臓器の虚血が考えられる場合や，意識障害を伴う著しい高浸透圧血症の場合には，急速に大量の補液が必要になり，1日で予想水分喪失量の全量を補わなければならないこともある．しかし，心機能，腎機能低下例や高齢者では，輸液量が過剰にならないよう注意する．とくに高齢者では最初の24時間で4Lを超えない量を目安にする．
- 血糖値がDKAでは200〜250mg/dL，HHSでは300mg/dLに達したら5％ブドウ糖加0.45％食塩水に変更する．
- カリウム(K)の補充は尿量の確保を前提に行う（尿量50mL/時以上）．K値が5.4mEq/L以上のときは補充の必要はない．K値が3.3〜5.3mEq/Lであれば輸液に20〜30mEq/Lで混ぜておく．K＜3.3mEq/Lのときはインスリン投与を開始する前に補充し，3.3mEq/L以上にしておく(図7-7)．

⑦インスリン投与(図7-6)

- インスリン投与は血清K値3.3mEq/L以上を確認してから開始する．低K血症のままインスリンを投与すると，細胞外Kの細胞内移行により重篤な低K血症を招く危険がある．
- 速効型インスリンを生理食塩水で希釈し，1単位/mLのインスリン溶液を準備する．インスリン溶液でインスリン注入ルートをフラッシュしておき，できるだけ静脈刺

** 補正Na濃度＝実測Na＋[（血糖値－100)/100]×1.65

A. 糖尿病昏睡

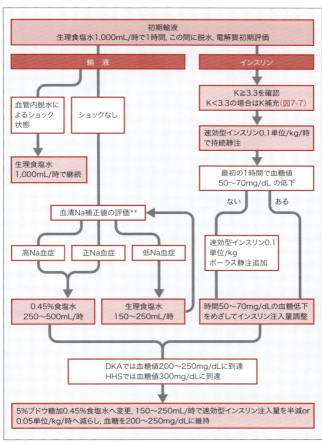

図7-6 輸液およびインスリン投与のプロトコル

入部近くで接続する.
- 最初の1時間で前値の10%あるいは50〜70mg/dLの血糖低下が得られない場合は,さらに0.1単位/kgの速効型インスリンをボーラスで追加静注する.時間あたり50〜

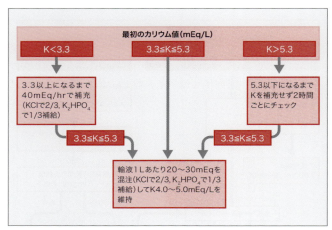

図7-7 カリウム補充プロトコル

70mg/dLの血糖低下をめざして時間あたりのインスリン持続注入量を調整する．
- インスリン注入量は一般にDKAに比し，HHSでは少なめでよいことが多い．
- 血糖値がDKAでは200〜250mg/dL，HHSでは300mg/dLに達したらインスリン持続注入量を半減ないし，0.05単位/kg/時に減らす．
- DKAの場合，血糖値が200〜250mg/dLでも血清HCO_3^-が15mEq/L未満のときは，
  ⅰ）インスリン注入量が2単位/時以上のとき：インスリン注入量を半減し，5％ブドウ糖加0.45％食塩水を150〜250mL/時で点滴
  ⅱ）インスリン注入量が2単位/時未満のとき：インスリン注入量は維持しながら，輸液は10％ブドウ糖加0.45％食塩水に替えて150〜250mL/時で点滴

- DKAでは血糖値が200〜250mg/dL，血清HCO_3^-が15mEq/L以上かつアニオンギャップ10〜12未満になりケトアシドーシスを脱し，HHSでは血糖250〜300mg/dLになり脳神経症状も改善し，経口摂取が可能になればインスリン皮下注に変更する．最初の基礎インスリン皮下注射後2〜4時間まで，インスリン持続静注を継続した後に中止する．

> **参考**
>
> 1時間おきに血糖測定が可能な場合，以下のような投与方法がある．
>
> $$\frac{現在の血糖値-200mg/dL}{100mg/dL}$$
>
> を1時間あたりに持続静注するインスリン注入量とする．
>
> 現在の血糖値が800mg/dLであればインスリン注入量は6単位/時とし，1時間後の血糖値が600mg/dLになったらインスリン注入量は4単位/時，2時間後の血糖値が400mg/dLになったらインスリン注入量は2単位/時とする．血糖値が200〜300mg/dLになったらそれ以下には下げず1日様子をみる．
>
> 1日様子をみて血糖値が安定していたら1単位/mLの濃度のインスリン溶液を作り，インフュージョンポンプで持続静注する．1単位/mLの濃度にするには，生理食塩水49.5mLに速効型インスリン0.5mLを加えてよく混和する．

⑧重炭酸ナトリウムの投与
- 重炭酸ナトリウムの投与については，動脈血pHが7.0未

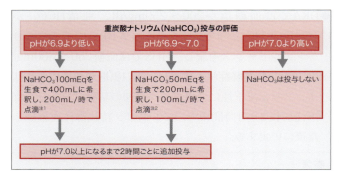

図7-8 重炭酸ナトリウム(NaHCO₃)補充プロトコル
注1 7%メイロン20mL(NaHCO₃ 17mEq)を6Aに相当
注2 7%メイロン20mL(NaHCO₃ 17mEq)を3Aに相当

満のアシドーシスが重篤な場合を除いて,原則的には投与しない.
- 動脈血pHが7.0未満のアシドーシスが重篤な場合は投与を考慮する(図7-8).

⑨リン(P)の投与
- リンの補給の有効性についてはエビデンスは得られていないが,リン酸の体外への喪失に加え,インスリン療法に伴って血清Pは低下するため,低リン血症による心筋や骨格筋収縮障害,呼吸筋障害を予防する目的で,心機能障害や,貧血,呼吸不全のある患者,また1.0mg/dL未満の著しい低リン血症のある患者では,低カルシウム血症に注意しながら補給する.
- 20〜30mEq/LのK₂HPO₄を輸液に混ぜる.

⑩記録
- 一連のバイタル所見,検査所見,治療内容は経時的に記録し,患者の病態の変化をひとめで把握できるようにし

ておくとよい.

3）合併症とその予防
①感染症
- 常に各種感染症の合併に注意を払い，早期に治療開始する.

②脳浮腫
- 治療開始後数時間から十数時間を経てアシドーシスの改善がみられたにもかかわらず，意識障害の進行，遷延を認める場合に注意する．血糖値，血清浸透圧の急速な低下が誘因になるのでこれを避ける．1時間あたりの血糖低下速度を50〜70mg/dLとする．

③血栓症，塞栓症
- 著しい脱水症，血液濃縮に加え，高血糖，高浸透圧による血管内皮障害，既存の血管合併症による血管障害などにより，脳梗塞，心筋梗塞などを併発する場合がある．とくに高齢者のHHSでは注意が必要である．
- 血栓症，塞栓症の既往がある患者や，動脈硬化の進行した患者では，抗凝固療法を考慮する．

④その他
- 横紋筋融解症(rhabdomyolysis)は，とくにHHSで合併報告例が多い．
- CPK，アルドラーゼ，ミオグロビンなど筋酵素，筋蛋白が上昇し，検尿では沈渣に赤血球が認められないにもかかわらず，尿潜血反応が陽性になる．著しいと急性腎不全に至るので，輸液を十分量行い尿量を確保する必要がある．

❸ 低血糖症
8章A参照

4 乳酸アシドーシス

a 病態と分類
- 種々の原因により細胞呼吸が障害され、乳酸が蓄積して代謝性アシドーシスをきたす病態。ショックや低酸素血症など組織の循環不全を伴うもの(TypeA)と明らかな組織の循環不全は伴わず、敗血症、糖尿病、肝不全などの基礎疾患に併発したり、アルコール、ビグアナイドなどの薬物に関連して生じるもの(TypeB)がある。

b 症　状
- 意識障害、消化器症状(嘔吐、腹痛など)。

c 診　断
- アニオンギャップ上昇を伴うアシドーシス(pH7.35未満)で、血中乳酸濃度が5mmol/L以上。

d 治　療
- 原因疾患の治療、低酸素血症や循環不全の改善を行う。
- 高血糖を伴っていればインスリン持続静注を行う。
- pH7.0未満でなければ$NaHCO_3$は投与しない。
- ビグアナイド薬に関連したものであれば血液透析も考慮する。

文　献
1. Gosmanov AR, et al：Hyperglycemic crises：diabetic ketoacidosis(DKA), and hyperglycemic hyperosmolar state(HHS). Endotext[Internet], 2018 (https://www.ncbi.nlm.nih.gov/books/NBK279052/)
2. Kitabchi AE, et al：Hyperglycemic crises in adult patients with diabetes. Diabetes Care 32(7)：1335-1343, 2009

合併症を有する患者

1 重度の血管合併症を有する場合の血糖コントロールの原則

- 血糖コントロールは緩徐に行う．慌てて下げない．
- 血糖値の急激かつ大きな変動を避ける．
- 低血糖を避ける．

2 糖尿病網膜症

- 経口血糖降下薬やインスリンによる厳格な血糖コントロールにより，糖尿病網膜症の発症，進展を予防できる．
- 急激な血糖コントロールが網膜症の急性増悪をきたすことがあり，コントロール前に必ず網膜症の評価を行う．すでに網膜症が存在する場合には，低血糖を起こさないよう，より慎重にコントロールする．
- とくに血糖コントロール不良期間が長く(3年以上)，糖尿病罹病期間が長く(10年以上)，前増殖網膜症や増殖網膜症を有していたり，単純網膜症でも活動性が高い場合は，短期間(6ヵ月以内)での急激な血糖コントロール(HbA1cで3%以上)は避けるべきである．

3 糖尿病腎症

- 厳格な血糖コントロールにより，早期腎症の発症や早期腎症から顕性腎症への進展を予防できる．
- 糖尿病腎症病期分類と各病期での食事，生活，治療のポイントを表7-4に示す．腎症の発症進展予防には，血糖のみならず血圧の管理が最重要であり，アンジオテンシン変換酵素(angiotensin-converting enzyme；ACE)阻害薬，アンジオテンシンⅡ受容体拮抗薬(angiotensin Ⅱ

表7-4 糖尿病腎症病期分類と各病期での食事，生活，治療のポイント

病　期	尿アルブミン値(mg/gCr) あるいは 尿タンパク値(g/gCr)	GFR(eGFR) (mL/分 /1.73m²)	総エネルギー kcal/kg標準体重/日
第1期(腎症前期)	正常アルブミン尿(30未満)	30以上	25〜30
第2期(早期腎症期)	微量アルブミン尿(30〜299)	30以上	25〜30
第3期(顕性腎症期)	顕性アルブミン尿(300以上) あるいは 持続性タンパク尿(0.5以上)	30以上	25〜30
第4期(腎不全期)	問わない	30未満	25〜35
第5期(透析療法期)	透析療法中		血液透析(HD)：30〜35 腹膜透析(PD)：30〜35

receptor blocker；ARB)の投与や脂質管理，食事，生活指導などの包括的管理が求められる．
● 腎機能低下が進行するにつれて，インスリンや経口血糖

食事			治療,食事,生活のポイント
タンパク質	食塩相当量	カリウム	
20%エネルギー以下	高血圧があれば6g未満/日	制限せず	●糖尿病食を基本とし,血糖コントロールに努める ●降圧治療 ●脂質管理 ●禁煙
20%エネルギー以下	高血圧があれば6g未満/日	制限せず	●糖尿病食を基本とし,血糖コントロールに努める ●降圧治療 ●脂質管理 ●禁煙 ●タンパク質の過剰摂取は好ましくない
0.8〜1.0g/kg標準体重/日	6g未満/日	制限せず(高カリウム血症があれば<2.0g/日)	●適切な血糖コントロール ●降圧治療 ●脂質管理 ●禁煙 ●タンパク質制限食
0.6〜0.8g/kg標準体重/日	6g未満/日	<1.5g/日	●適切な血糖コントロール ●降圧治療 ●脂質管理 ●禁煙 ●タンパク質制限食 ●貧血治療
0.9〜1.2g/kg標準体重/日	6g未満/日	<2.0g/日	●適切な血糖コントロール ●降圧治療 ●脂質管理 ●禁煙 ●透析療法または腎移植 ●水分制限(血液透析患者の場合,最大透析間隔日の体重増加を6%未満とする)
0.9〜1.2g/kg標準体重/日	PD除水量(L)×7.5+尿量(L)×5(g)/日	原則制限せず	

糖尿病性腎症合同委員会:糖尿病性腎症病期分類2014の策定(糖尿病性腎症病期分類改訂)について.糖尿病 57(7):529-534, 2014に基づいて作成
日本糖尿病学会 編・著:糖尿病治療ガイド2018-2019, P.86, 88, 89, 文光堂より表21, 表22を改変

降下薬の作用が過剰に出現するのでインスリン使用量の減量や,経口血糖降下薬の種類,投与量の減量など調整する必要がある.

●腎不全期における使用可能薬
①インスリン(必要量は少なくなるので血糖に応じて使用量を決定)
②DPP-4阻害薬(テネリグリプチン,リナグリプチン以外は減量の必要性あり)
③α-グルコシダーゼ阻害薬
④グリニド薬(ミチグリニド,レパグリニドは使用可能だが慎重投与)
⑤GLP-1受容体作動薬(リラグルチド,デュラグルチドは腎機能正常者と同様に使用可)

●透析療法期の管理
①透析療法期では腎性貧血の進行やそれに対する治療の影響でHbA1cが低値となり,血糖コントロール状況を正しく反映しないため,透析開始前の随時血糖値やグリコアルブミン(GA)値を指標に使用する.
②透析前の血糖値が高い場合,透析液と血液のブドウ糖濃度較差が大きくなり,透析中に血糖値が急速かつ著明に低下することがある.
③インスリン療法中の透析患者では透析中にインスリン濃度が低下し,透析後に高血糖をきたすこともある(透析起因性高血糖).そのため透析前後で血糖を測定し,透析後血糖が高い場合インスリンの追加投与が必要なことがある.透析起因性高血糖を防ぐためには,比較的高いブドウ糖濃度の透析液を用いることが望ましい.
④透析により血糖コントロールが大きく影響を受けるため,透析日と非透析日でインスリンの投与量,投与時間を変更することもある.

◢4◣ 糖尿病神経障害
- 糖尿病感覚運動性多発神経障害の治療で最も重要なのは血糖コントロールの改善と良好なコントロールを長期間維持することである.
- 長期間高血糖が持続していた患者にインスリン療法などを行うことで急激に血糖コントロールが改善した場合, 疼痛, しびれなどの神経症状が新規に出現したり, または悪化したりすることがある(治療後神経障害), そのような場合は緩徐な血糖値の改善を図る.

◢5◣ 肝硬変
- 肝硬変では肝臓へのグルコースの取り込みが低下し, またグリコーゲン合成能が低下するため, 肝グリコーゲン量は減少している. そのため食後の著しい高血糖をきたしやすく, 反面空腹時の血糖値は正常ないし低下傾向で, いったん低血糖が出現すると遷延しやすい. また末梢組織でのインスリン抵抗性も増大しているため, 肝硬変では高率に食後高血糖を中心とする耐糖能異常を合併する.
- 薬物治療は代償期も含めインスリン療法が望ましく, 非代償期では必須となる.
- 代償期で軽症なら, グリニド薬やα-グルコシダーゼ阻害薬で食後高血糖に対処できることもあるが, 肝障害の悪化に注意する.
- インスリン療法では, まず毎食直前の超速効型インスリン注射で対処する. 早朝空腹時血糖の上昇もみられるようになれば, 夜間から早朝の低血糖に注意しながら中間型か持効型溶解インスリンも併用する.
- 持効型溶解や中間型インスリンを使用していなくても,

絶食時間が長くなると，早朝などに低血糖をきたすことがある．そのような場合は眠前に少量の補食を追加したり，分割食を採用するなどの工夫が必要となる．

文　献
1. 坂本賢哉ほか：肝硬変，慢性肝疾患患者．荒木栄一ほか 編，最新インスリン療法，改訂第2版，中山書店，p164-167, 2015
2. 日本透析医学会：血液透析患者の糖尿病治療ガイド2012．透析会誌46(3)：311-357, 2013

シックデイ

1 シックデイとは

　糖尿病患者が急性疾患による発熱，胃腸障害，全身倦怠感などで，通常どおりの食事や薬物治療ができなくなった場合，所定のエネルギー量を摂取できないことで低血糖をきたしたり，また急性疾患による脱水やストレス，薬物治療の中断等により高血糖をきたしたりするなど，しばしば血糖コントロールが急速に乱れる．また時には糖尿病ケトアシドーシスや高浸透圧高血糖状態など，重症な代謝失調の誘因となることがある．このような事態をシックデイと呼び，その対処法をシックデイルールと呼ぶ．

2 患者教育

　シックデイルールをあらかじめ患者に指導しておくことが重要である．
- 通常の食事摂取が難しい場合でも，消化のよいお粥，スープ，ジュースやスポーツドリンク，経口補水液などでできるだけ水分と炭水化物を摂取すること(1日あたり最低

でも水分1L以上, 炭水化物100g以上).
- それでも十分な水分, 炭水化物を摂取できないときは, 医療機関に連絡して指示を受けること.
- 決して自己判断でインスリン注射を中断しないこと.

❸ シックデイのインスリン注射調整
- 基礎インスリン(持効型溶解インスリン, 中間型インスリンに相当する)注射は中止しないのが原則である.
- 食事摂取が不安定な場合には, 食前の超速効型インスリンは, 食事摂取量をみながら食直後に注射する. ほとんど食べられた場合は通常の量, 半分くらい食べられた場合には半量, ほとんど食べられなかった場合には注射しないなど, 適宜調整する. ただし, 血糖値が通常より高い(200mg/dL以上)場合は減量しない, あるいは通常よりも増量するなどの対応をとる. また, 通常よりも低い場合(80mg/dL以下)は, さらに減量するなどの対応をとる.
- 1型糖尿病などで食事があまりとれないにもかかわらず血糖値が高い場合には, 血糖測定を2〜4時間ごとに繰り返し, 超速効型インスリンの追加注射を繰り返す. 持続皮下インスリン注入療法(continuous subcutaneous insulin infusion; CSII)ならば, 追加インスリンの間隔を短くしたり, 増量するなどの対応をとる.

❹ シックデイの経口薬の調整
- α-グルコシダーゼ阻害薬は消化器症状を悪化させる可能性があるため中止する.
- スルホニル尿素(SU)薬, 速効型インスリン分泌促進薬は食事摂取量を考慮し, 半量も摂取できないときは中止する. 半分程度摂取できれば半量に減量する.

- ビグアナイド薬は乳酸アシドーシス惹起のリスクがあるため中止する．
- DPP-4阻害薬，GLP-1受容体作動薬は食事がまったくとれないときは中止する．ある程度摂取できるときで，嘔吐，下痢など消化器症状が主体でなければ継続可能．
- SGLT2阻害薬は脱水症を助長し，ケトン体上昇をきたすため中止する．

5 シックデイで入院加療の適応

- 高血糖が著明ないし持続し，糖尿病ケトアシドーシスや高浸透圧高血糖状態など急性代謝失調をきたすリスクが高い場合
- 嘔吐，下痢などで経口摂取不能状態が続くとき，脱水症状が著明なとき
- 高熱が続くなど感染症が重篤なとき
- 高齢者など，自己対処が難しい場合

D 妊 娠

1 糖尿病合併妊娠における問題点

a 母体合併症

- 流産・早産／妊娠高血圧症候群／羊水過多症／糖尿病ケトアシドーシス／糖尿病網膜症の増悪／糖尿病腎症の増悪

b 児の合併症

- 胎児期：先天奇形／巨大児／子宮内胎児死亡
- 新生児期：低血糖／高ビリルビン血症／多血症／低カルシウム血症／呼吸障害

- 妊娠5〜9週時のHbA1c値が7.4%を超えると胎児の奇形が約2倍になると報告されている．
- 妊娠後半期には母体の胎盤由来のヒト胎盤性ラクトゲンやサイトカインによりインスリン抵抗性が増大するため，インスリン必要量が増加する．脂肪細胞でもインスリン作用が不足となりやすく，ケトーシスになりやすい．したがって，十分にインスリンを補充し，血糖値を正常化する．インスリンは胎盤を通過しないが，ブドウ糖は通過するため，母体が高血糖のときは胎児も高血糖となり，高インスリン血症に陥ることでさまざまな合併症を引き起こす．

2 計画妊娠の必要性

a 計画妊娠

「計画妊娠」は，妊娠前に血糖値の状態や糖尿病合併症の状態をチェックし，問題がなければ主治医の許可をもらって妊娠することをいう．胎児の奇形や発育障害を防止するために妊娠前から厳格な血糖コントロールを行った上で妊娠することが重要である．

b 妊娠の許容条件

妊娠の許容条件は次のようになる．

妊娠前の管理

血糖コントロール	目標値：HbA1c 7%未満
網膜症	正常から単純網膜症なら可 福田分類の良性網膜症に安定（前増殖または増殖網膜症は光凝固により安定させる）
腎症	第1期から第2期であることが望ましい

c 計画妊娠の実際

- 妊娠が許可されるまでは避妊を指導する．

- 未婚であっても,女性は将来妊娠の可能性があるのでよいコントロール継続をめざす.
- 基礎体温の記録.
- 経口血糖降下薬は胎児に悪影響があるためインスリンに切り替える.
- 食事療法(非妊娠時,妊娠中)について指導する.
- 血糖自己測定を指導する.
- 糖尿病と妊娠にまつわる諸問題について患者教育する.
- ACE阻害薬,ARB,スタチン,フィブラート系などの薬剤を中止する.

3 妊娠中の管理

a 血糖コントロールの目標

食前血糖	70～100mg/dL
食後2時間血糖	120mg/dL未満
HbA1c	6.2%未満
グリコアルブミン	15.8%未満

　上記の目標を達成するように,必要であればインスリンを用いる.

b 血糖自己測定

　上記血糖コントロール目標を達成するために頻回に血糖測定を行う.食後血糖の測定に加えて,食前血糖も定期的に測定する.週に1回は各食前,各食後,眠前の1日7回の測定を行う.2018年5月末より「FreeStyleリブレ」および「FreeStyleリブレPro」の妊娠中の女性への使用禁忌が解除され,今後これらの使用が増える可能性がある.ただし,リアルタイムCGMのDexcom G4(テルモ社)の添付文書には「妊婦及び透析患者への使用については,安全性が確立されていない」と記載されている.

c 外来管理

- ハイリスク妊娠として,通常よりも頻回に妊婦健診を行い,異常の早期発見に努める.また定期的に眼底検査,腎機能検査を行う.血糖自己測定の結果により,インスリン開始,インスリン量の調節に努める.

d 食事療法

① 妊娠時はケトーシスになりやすいため,長時間の空腹を避ける.

② 必要に応じて6回分割食を指導する.

③ 妊娠中の食事摂取量

摂取エネルギー量は,標準体重[身長$(m)^2 \times 22$]$\times 30$kcal を基本にして妊娠時期により必要な付加エネルギーを加える.

- 非肥満者の妊娠中の推奨付加エネルギー量(kcal)

	妊娠初期	妊娠中期	妊娠後期
日本人の食事摂取基準(2015年)版	50	250	450

- 肥満者の摂食エネルギー量:標準体重[身長$(m)^2 \times 22$]$\times 30$kcal,付加エネルギーはなし

- 妊娠中の体重増加の推奨値

非妊娠時体格区分		推奨体重増加量	妊娠中期から末期における1週間あたりの推奨体重増加量
BMI<18.5	低体重(やせ)	9〜12kg	0.3〜0.5kg/週
18.5≦BMI<25	ふつう	7〜12kg	0.3〜0.5kg/週
25≦BMI	肥満	個別対応*	個別対応

＊BMIが25.0をやや超える程度の場合は,おおよそ5kgを目安とし,著しく超える場合は,ほかのリスクなどを考慮しながら,臨床的な状況を踏まえ個別に対応していく.

「健やか親子21」推進検討会(食を通じた妊産婦の健康支援方策研究会):妊産婦のための食生活指針—「健やか親子21」推進検討会報告書,厚生労働省,P.63,2006より引用

e インスリン療法の実際

- 妊娠中は食前および食後血糖の目標値を達成するため,頻回インスリン注射で治療する.これでも血糖が不安定な場合は持続皮下インスリン注入療法(CSII)による血糖管理を考える.
- もともとインスリンを投与していた妊娠中の糖尿病患者においては,平均インスリン必要量は36〜38週で最大量となる.妊娠前に比べて1型糖尿病ではおおよそ1.5倍,2型糖尿病ではおおよそ2倍になると報告されている.
- 各種インスリンと妊婦への安全性について

以前は米国食品医薬品局(Food and Drug Administration;FDA)による薬剤胎児危険度分類に基づき,カテゴリーBに該当するヒトインスリン,インスリンリスプロ,インスリンアスパルト,インスリンデテミルが使用されてきた.インスリングラルギン,インスリングルリジンはカテゴリーC,インスリンデグルデクはFDAで未承認であったため,妊婦への使用は推奨されていなかった.

FDAは2014年12月に薬剤胎児危険度分類を廃止することを発表した.これに伴い,各医療者がそれぞれのインスリンの利点・欠点を十分評価し,インスリンが必要な妊婦や家族に十分なインフォームドコンセントを行い,使用するインスリンを選定することが重要となった(表7-5).

4 妊娠糖尿病

妊娠中に取り扱う糖代謝異常について,日本糖尿病・妊娠学会,日本産科婦人科学会,日本糖尿病学会の3学会で定義および診断基準の統一を図り,2015年に定義および診断基準が発表された(表7-6).

表7-5 各種インスリンの妊婦への安全性

分類名		商品名	妊婦への安全性について
速効型インスリン	ヒトインスリン	ヒューマリン	安全性は確立している
		ノボリン	安全性は確立している
超速効型インスリン	インスリンリスプロ	ヒューマログ	安全性は確立している
	インスリンアスパルト	ノボラピッド	安全性は確立している
	インスリングルリジン	アピドラ	妊娠時の報告はない
中間型インスリン	ヒトイソフェンインスリン水性懸濁	ノボリンN	安全性は確立している
		ヒューマリンN	安全性は確立している
持効型溶解インスリン	インスリンデテミル	レベミル	安全性は確立している
	インスリングラルギン	ランタス	妊娠時の報告は増えている
	インスリンデグルデク	トレシーバ	妊娠時の報告はない

- 妊娠中は比較的軽い糖代謝異常でも,母児に大きな影響を及ぼしやすいため,妊娠前から糖尿病と診断されていた妊婦と同じように厳格に管理する必要がある.
- 巨大児や過体重児などの合併症を防ぐためには食後高血糖の是正が重要である.
- 妊娠糖尿病(gestational diabetes mellitus ; GDM)の産褥婦は分娩後6〜12週に75g経口ブドウ糖負荷試験(oral glucose tolerance test ; OGTT)を行い再評価する.その結果,糖尿病を示す場合は糖尿病管理を,耐糖能異常症は1年ごとの検査を,正常型を示した場合も3年ごとの耐糖能評価が推奨されている.
- GDM既往女性は将来的に2型糖尿病発症のハイリスク群であり,長期にわたる厳重なフォローが必要である.

表7-6 妊娠糖尿病の定義と診断基準（2015年）

妊娠糖尿病の定義

妊娠中に取り扱う糖代謝異常（hyperglycemic disorders in pregnancy）には，
1）妊娠糖尿病（gestational diabetes mellitus；GDM），
2）妊娠中の明らかな糖尿病（overt diabetes in pregnancy），
3）糖尿病合併妊娠（pregestational diabetes mellitus）の3つがある．
妊娠糖尿病（gestational diabetes mellitus；GDM）は，「妊娠中にはじめて発見または発症した糖尿病に至っていない糖代謝異常である」と定義され，妊娠中の明らかな糖尿病，糖尿病合併妊娠は含めない．3つの糖代謝異常は，次の診断基準により診断する．

診断基準

1）妊娠糖尿病（gestational diabetes mellitus；GDM）
　75gOGTTにおいて次の基準の1点以上を満たした場合に診断する．
　　①空腹時血糖値　≧92mg/dL（5.1mmol/L）
　　②1時間値　≧180mg/dL（10.0mmol/L）
　　③2時間値　≧153mg/dL（8.5mmol/L）
2）妊娠中の明らかな糖尿病（overt diabetes in pregnancy）[*1]
　以下のいずれかを満たした場合に診断する．
　　①空腹時血糖値　≧126mg/dL
　　②HbA1c値　≧6.5%
　　＊随時血糖値≧200mg/dLあるいは75gOGTTで2時間値≧200mg/dLの場合は，妊娠中の明らかな糖尿病の存在を念頭に置き，①または②の基準を満たすかどうか確認する．[*2]
3）糖尿病合併妊娠（pregestational diabetes mellitus）
　　①妊娠前にすでに診断されている糖尿病
　　②確実な糖尿病網膜症があるもの

＊1：妊娠中の明らかな糖尿病には，妊娠前に見逃されていた糖尿病と，妊娠中の糖代謝の変化の影響を受けた糖代謝異常，および妊娠中に発症した1型糖尿病が含まれる．いずれも分娩後は診断の再確認が必要である．

＊2：妊娠中，特に妊娠後期は妊娠による生理的なインスリン抵抗性の増大を反映して糖負荷後血糖値は非妊時よりも高値を示す．そのため，随時血糖値や75gOGTT負荷後血糖値は非妊時の糖尿病診断基準をそのまま当てはめることはできない．

これらは妊娠中の基準であり，出産後は改めて非妊娠時の「糖尿病の診断基準」に基づき再評価することが必要である．

日本糖尿病・妊娠学会 編：妊婦の糖代謝異常　診療・管理マニュアル，改訂第2版，メジカルビュー社，P.57，2018より引用

文　献

1. 日本糖尿病・妊娠学会と日本糖尿病学会との合同委員会：妊娠中の糖代謝異常と診断基準，妊娠中の糖代謝異常と診断基準の統一化について，2015
2. 大森安惠：糖尿病と妊娠の医学，第2版，文光堂，2013

3. 難波光義ほか:「妊娠と糖尿病」母児管理のエッセンス,金芳堂,2013
4. 伊藤真也ほか:薬物治療コンサルテーション 妊娠と授乳,第2版,南山堂,2014
5. 日本糖尿病・妊娠学会 編:妊娠の糖代謝異常 診療・管理マニュアル,メジカルビュー社,2015
6. 特集 糖代謝異常妊婦さんを守ろう.糖尿診療マスター 14(10):744-807,2016
7. 日本糖尿病学会 編・著:糖尿病専門医研修ガイドブック,改訂第7版,診断と治療社,2017
8. 日本糖尿病学会 編・著:糖尿病治療ガイド2018-2019,文光堂,2018

E 小児糖尿病

小児期に発症した糖尿病を総称して小児糖尿病といい,思春期に発症した糖尿病もまとめて小児糖尿病ということもある.ここでは思春期も含めて述べる.

- 日本人小児1型糖尿病の発症率は1.5〜2.5人/10万人/1年,発症年齢は0歳からみられ,次第に上昇して思春期でピークになる.女性にやや多い傾向にある.
- 学校検尿による日本人小児2型糖尿病の発見率は2.5〜3.5人/学童10万人/1年.
- 小児・思春期糖尿病の治療は,この年代の成長・発育に即したものとし,精神的に発達途上で不安定であることに十分配慮すべきである.

1 1型糖尿病

a 特 徴

小児1型糖尿病では自覚症状を訴えるのが難しいため,他覚的に症状を把握することが大事である.

個々の食生活,身体活動度,運動習慣とインスリン療法をうまく組み合わせ,成長に合わせて変更していく必要が

ある.家族や学校生活など,患者の周囲の環境への配慮も必要となる.

b 治療目標

- 治療目標は血糖コントロールによる合併症の予防と社会的,精神的に健全な状態を保つことである.
- 血糖コントロールの目標はHbA1c 7.5%未満であるが,目標HbA1cは個人によって異なり,重症低血糖の発生を最小限にするように設定する(表7-7).

c 食事療法・運動療法

- 食事療法の基本は,正常な発達のために必要十分なエネルギーを摂取すること,良好な血糖コントロールを維持すること,重症低血糖を起こさないようにすることである.年齢・性・身長別エネルギー摂取量を基本としてバランスのとれた食事を摂取するように心がける.
- 食事のエネルギー量ではなく,炭水化物量に応じて食直前の超速効型インスリンの量を調節するカーボカウントが普及してきている.
- 1型糖尿病の運動は進行した合併症がなければ積極的に推奨し,基本的にすべてのスポーツを許可する.しかし,運動によって血糖値の変動が大きくなるため,低血糖に関する十分な教育を行い,家族,学校関係者など周囲の人に理解と協力を依頼する.
- 低血糖を起こす可能性があれば,運動前に補食をとったり,インスリン注射量を10〜20%減量したりする.
- 運動時は血糖値を80mg/dL以上に保つようにする.
- 運動量が多いと予測される場合は前日の持効型溶解インスリンの量を調節する.また,運動量が多かった日の夜から翌日明け方には低血糖を起こす可能性があるので,

表7-7 血糖コントロールの目標値

コントロールの水準	理想（非糖尿病）	適切	不適切（介入提議）	ハイリスク（介入必要）
臨床的評価				
高血糖	高血糖なし	無症状	多飲，多尿，夜尿	視力障害，体重増加不良，発育不良，思春期遅延，学校出席不良，皮膚または外陰部感染，血管合併症の所見
低血糖	低血糖なし	軽度の低血糖 重症低血糖なし	重症低血糖の発生（意識障害，痙攣）	
生化学的評価				
SMBG値（mg/dL） 早朝，食前	65〜100	90〜145	＞145	＞162
PG（mg/dL） 食後PG 就寝時PG	80〜126 80〜100	90〜180 120〜180	180〜250 ＜120 or 180〜200	＞250 ＜80 or ＞200
夜間PG	65〜100	＜80〜161	＜75 or ＞162	＜70 or ＞200
HbA1c（%）	＜6.05	＜7.5	7.5〜9.0	＞9.0

注
1）示した目標値はガイドラインとしての値であり，重症低血糖や頻回の軽度〜中等度の低血糖を起こさず，できる限り正常血糖に近い血糖値を達成するよう各症例に適した目標値を持つべきである．
2）示した目標値は，重症低血糖の既住や無自覚低血糖の有無などの要因により，各症例で調節されるべきである．
3）PGはSMBGによる血漿血糖値である．

日本糖尿病学会 編・著：糖尿病診療ガイドライン2016，P.393，南江堂，2016より

当日の持効型溶解インスリンを調節する．

d インスリン注射法

● 基礎―追加インスリン療法による頻回注射法の基本は4回注射法である．就寝前，夕食前あるいは朝食前のいずれか1回に基礎注射を行い，毎食直前に超速効型インス

リンによる追加注射を行う．持効型溶解を朝，就寝前の2回に分ける場合もある．
- 1日のインスリン使用量は，おおよそ0.5〜1.5単位/kgである．
- 間食，夜食時には，摂取量に合わせて超速効型インスリンを追加する．
- 持続皮下インスリン注入療法(CSII)

専用のポンプを用い，注射針を皮下に留置することによって超速効型インスリンを持続的に皮下に注入する方法．プログラム機能を持ったポンプでは，事前の設定により基礎インスリン(ベーサル)量を時間ごとに調節できる．低血糖が反復する症例，血糖変動が大きい症例などが適応．生活様式に合わせて柔軟にインスリン量を変更できる利点があり，小児のCSII症例は増加している．

- SAP(sensor-augmented pump)療法

持続血糖モニター(continuous glucose monitoring；CGM)で得られた血糖値(実際は皮下組織中のグルコース濃度)をリアルタイムに反映し，CSIIと連動して基礎および追加インスリンの注入を調節できるポンプシステム．過去3時間の血糖値もモニターで確認可能であり，SAPの使用により血糖コントロールの改善が期待できる．

2 2型糖尿病

a 特　徴

- 日本の小児2型糖尿病の約8割は肥満2型糖尿病である．肥満を伴い生活習慣に乱れがある場合は，達成可能な目標を立てて生活習慣の改善を指導する．

b 治療目標

- 血糖コントロール目標はHbA1c 6.0％未満が理想である

表7-8 エネルギーの食事摂取基準：推定エネルギー必要量(kcal/日)

性別	男性			女性		
身体活動レベル	Ⅰ	Ⅱ	Ⅲ	Ⅰ	Ⅱ	Ⅲ
0〜5(月)	—	550	—	—	500	—
6〜8(月)	—	650	—	—	600	—
9〜11(月)	—	700	—	—	650	—
1〜2(歳)	—	950	—	—	900	—
3〜5(歳)	—	1,300	—	—	1,250	—
6〜7(歳)	1,350	1,550	1,750	1,250	1,450	1,650
8〜9(歳)	1,600	1,850	2,100	1,500	1,700	1,900
10〜11(歳)	1,950	2,250	2,500	1,850	2,100	2,350
12〜14(歳)	2,300	2,600	2,900	2,150	2,400	2,700
15〜17(歳)	2,500	2,850	3,150	2,050	2,300	2,550

厚生労働省：日本人の食事摂取量基準(2015年版)より

が，少なくともHbA1c 7.5％未満を目標とし，必要に応じて薬物療法を開始する．

c 食事療法・運動療法 (表7-8)

- 「日本人の食事摂取量基準」の推定エネルギー必要量のレベルⅡ「ふつう」のエネルギー量を健常児の摂取基準とする．
- 中等度以上の肥満を認める場合には90％程度に，軽度肥満〜非肥満者では95％を目安として治療を開始する．
- 1日の摂取エネルギーの5〜10％を消費するような運動メニューを作成する．

d 薬物療法

- 上記の食事を遵守しても血糖コントロールが不良の場合は薬物療法を考慮する．

まず内服薬で治療を開始する．日本で小児に対し適応が承認されているのはメトホルミン(10歳以上)とSU薬のグ

リメピリドである．

- インスリン抵抗性が主体でケトーシスを伴わない場合：メトホルミンが第一選択．
- インスリン分泌不全が進行していると判断した場合：SU薬(グリメピリド)を用いる．
- ケトアシドーシスで発症した症例，内服薬でもコントロール不良の症例ではインスリン注射を検討する．

e インスリン療法

開始量は0.2単位/kg/日前後が目安．その後は血糖値により調整する．

- 1回注射法(持効型溶解または中間型インスリン)
- 2回注射法(朝・夕食直前混合型インスリンアナログ製剤)
- 3回注射法(超速効型3回，超速効型2回＋持効型溶解1回など)
- 4回注射法(超速効型3回＋持効型溶解1回)

文献
1. 厚生労働省：日本人の食事摂取量基準(2015年版) (https://www.mhlw.go.jp/stf/seisakunitsuite/bunya/kenkou_iryou/kenkou/eiyou/syokuji_kijyun.html)
2. 日本糖尿病学会/日本小児内分泌学会 編・著：小児・思春期糖尿病コンセンサス・ガイドライン，南江堂，2015
3. 日本糖尿病学会/日本小児内分泌学会 編・著：小児・思春期1型糖尿病の診療ガイド，南江堂，2017
4. 日本糖尿病学会 編・著：糖尿病専門医研修ガイドブック，改訂第7版，診断と治療社，2017
5. 日本糖尿病学会 編・著：糖尿病治療ガイド2018-2019，文光堂，2018
6. 日本糖尿病学会 編・著：糖尿病診療ガイドライン2016，南江堂，2016

不安定型糖尿病（1型糖尿病）

　不安定型（brittle型）糖尿病とは，血糖変動が顕著な動揺性を呈する病態を指す．
①空腹時血糖値の日差変動が100mg/dL以上
②血糖値の最高値と最低値の日内差が200mg/dL以上
③予期せぬ低血糖発作をみるもの
などを，不安定型糖尿病として扱うことが多い．

[原因]
- 内因性インスリン分泌能の高度障害
- インスリン拮抗ホルモン分泌異常
- 非肥満でインスリン感受性が著しく良い患者
- 食事の量・時間の大きな変動
- 運動の量・時間の大きな変動
- 誤ったインスリン療法
  - 不正確なインスリン注射手技
  - 不適切なインスリン処方（量・時間）
  - インスリン量の過剰な変更
- インスリン抵抗性
- 抗インスリン抗体の存在
- インスリン吸収異常（皮膚の脂肪萎縮やいわゆるインスリンボールを含む）
- 他の疾患の合併
  糖尿病胃腸症（胃排泄時間の遅延，下痢，便秘），感染症，胃・十二指腸切除後，内分泌疾患（甲状腺機能亢進症，Cushing症候群），膵炎，腎不全
- 精神的問題

不安,うつ病,思春期,家庭内不和,詐病

[対策]
- 血糖変動を大きくしている要因を検討し,可能であればその改善に努める.
- CGM(メドトロニックiPro2,FreeStyleリブレ),リアルタイムCGM(ガーディアンコネクト,Dexcom G4)による血糖測定とインスリンの調節を行う.
- 強化インスリン療法(頻回注射法,CSII)やSAP療法の導入.
- インスリンボールや皮膚の脂肪萎縮がないか確認する.注射部位を少しずつずらして注射する.
- 糖尿病胃腸症に対して,胃腸機能調整薬を処方する.
- 抗インスリン抗体強陽性例には,インスリンの種類の変更や,ステロイド薬投与を検討する.

[血糖コントロールの目標]

できるだけHbA1c<7.0%をめざすが,低血糖に適切に対処できない高齢者,無自覚性低血糖の既往のある者,虚血性心疾患や網膜症を有する者は,低血糖を起こさないよう血糖コントロールの目標をやや高めに設定する.

G 周術期およびICUでのインスリン使用法

- 糖尿病と診断されていた患者,新たに糖尿病と診断された患者,ストレスで高血糖をきたした患者のいずれにおいても,周術期およびICUでの高血糖と低血糖はいずれも患者の予後を悪化させる.そのため血糖コントロールは重要である.

- 頻回に行われる血糖の測定は，動静脈採血による中央検査室機器を利用するか，皮膚穿刺による少量の血液でPOCT(point of care testing)器により測定し，血糖自己測定器を用いてはならない(SMBG器は誤差が大きいため)．持続血糖モニター(CGM)の周術期およびICUにおける有効性，安全性も証明されておらず，医療保険でも承認されていない．
- 血糖値180mg/dL以上あればインスリン療法を開始する．コントロール目標値は140〜180mg/dLである．

❶術前の血糖コントロール(術前経口摂取可能な場合)

- 原則経口血糖降下薬は中止し，強化インスリン療法へ変更する．通常のインスリン療法中の患者も強化インスリン療法へ変更する．手術の最低48時間前にはメトホルミンは中止する．
- 目標は血糖値80〜180mg/dLであり，低血糖は起こさないことである．
- 術当日の朝は，絶食でも60〜80％を目安に持効型溶解インスリンを投与する．

❷全身麻酔で大手術の場合やICUでの管理

- 完全静脈栄養(total parenteral nutrition；TPN)を導入する場合，術前から"ならし期間"を設定し，速効型インスリンの持続静脈内投与で血糖をコントロールする．
- 1日のブドウ糖注入量は最低でも150〜180gは確保し，輸液ポンプで一定速度で注入する．
- 速効型インスリン注入はシリンジポンプを用いて，確立したプロトコルを参考に注入量を決定する(プロトコルの詳細は文献2を参照)．
- ブドウ糖輸液ボトル内に速効型インスリンを混注する場

合は，ブドウ糖5〜10gに1単位の割合で混注し，輸液ポンプで一定速度で注入する．頻回に血糖を測定して混注するインスリン量を調整していく．
- 随時血糖値の高低に基づくいわゆるスライディングスケールによるインスリン皮下注射法は可能なかぎり用いない．
- インスリンの持続静注法を行う場合は，30分から2時間ごとに血糖を測定する．
- 目標血糖値は140〜180mg/dLである．心臓手術などの場合は，低血糖を起こさない限りにおいて110〜140mg/dLを目標にする．

3 術後の血糖コントロール
- 術後早期に経口摂取が再開できる場合は，強化インスリン療法を再開する．
- TPNから経口摂取に移行するときは，TPNでの総投与インスリン量の75〜80％を目安に基礎インスリン－追加インスリンに分割して再開する．
- インスリン静注を中止する2〜4時間前に基礎インスリン皮下注を始める．
- 摂食量が安定しない場合には，摂食した主食量に応じて超速効型インスリンを食直後に皮下注する．
- インスリン必要量は手術ストレスの低下とともに減少していくので，低血糖に注意する．
- 術後，血糖コントロールが安定したら経口血糖降下薬に戻す．

文 献
1. American Diabetes Association：Diabetes Care in the Hospital：Standards

of Medical Care in Diabetes-2018. Diabetes care 41(Suppl.1)：S144-S151, 2018
2. 松田昌文：病棟血糖管理マニュアル—理論と実践—，第2版，金原出版，2014
3. 日本糖尿病学会 編・著：外科手術時・ICUでの管理．糖尿病専門医研修ガイドブック，改訂第7版，診断と治療社，P.388-391，2017
4. 浜野久美子：糖尿病専門医の力量が試される周術期血糖管理．Online DITN第460-462号，2016

 ステロイド使用糖尿病

インスリン療法中に血糖コントロールの悪化・不良をきたした場合，何を考えればよいであろうか？

①食事や運動療法の変化(自己中断を含めて)はないか，②隠れた感染症はないか，③悪性腫瘍(とくに膵癌)の合併はないか，④インスリンの吸収障害はないか(注射部位における皮下硬結や膨隆の有無)，⑤抗インスリン抗体の産生は認められないか，などを考慮する．さらに，⑦インスリン拮抗ホルモンの産生はないか(成長ホルモン〈GH〉；先端巨大症，カテコールアミン；褐色細胞腫，チロキシン；甲状腺中毒症，グルカゴン；グルカゴン産生腫瘍，副腎皮質刺激ホルモン〈ACTH〉/グルココルチコイド；Cushing症候群)に注意する．忘れてはならないのは，薬剤としてステロイド薬が投与されている場合である．投与量に応じて確実に糖代謝に影響を与えるため，注意と理解が必要である．

■ ステロイド(グルココルチコイド)と糖代謝の留意点

● ステロイドは糖尿病の有無に限らず投与量(力価)に比例した血糖上昇作用がある．
● ステロイド薬投与開始前あるいは投与中の患者の初診時には，必ず血糖値やHbA1cなど糖代謝状態を評価し，

投与開始後も食後血糖の測定や検尿を定期的に行う.
- 他医でのステロイド薬投与の有無を問診した上で,種類・量・投与期間を確認する.
- 頻用されるステロイド薬であるプレドニゾロンによる血糖上昇作用は,投与2〜3時間後から始まり,5〜8時間後にピークに達する.空腹時血糖値は正常の場合が多く,食後高血糖を呈するのが特徴である.朝食時にプレドニンを内服している場合には,14時頃に血糖が最も高くなりやすいため,14時の血糖値を測定する.
- ベタメタゾン,デキサメタゾンなど長時間作用のステロイド薬においては血糖値の上昇も遷延し,空腹時血糖も上昇することがある.そのつど確認することが必要である.

❷食事療法・内服治療中の糖尿病患者の場合

- インスリン投与開始の目安
  血糖値をモニタリングし,食後血糖値が200mg/dL以上であれば注意深く観察し,250〜300mg/dL以上であればインスリン投与を行う.
- インスリン投与法
  超速効型(あるいは速効型)インスリンの毎食前(直前)3回注射を基本とする.
- 空腹時血糖は正常であっても,昼以降上昇するため1:2:1あるいは1:1:1分割などから始め,血糖値をみながら投与量を調節する.
- インスリン投与量
  プレドニゾロン換算5mg/日に対し,インスリン3〜4単位/日を目安に開始し,血糖値をみながら適宜調節する.プレドニゾロン換算20mg/日投与では12〜18単位,

表7-9 スライディングスケールの例

血糖値(mg/dL)	超速効型インスリン(単位)
150以下	0
151〜200	4
201〜250	6
251〜300	8
301〜350	10
351以上	12

40mg/日では26〜32単位程度の投与量が必要となる．

3 非糖尿病患者における発症の場合

- 非糖尿病患者から発症のステロイド糖尿病の場合も基本的にH-2に準ずる．インスリン投与開始時は1日総量0.2単位/kg，食前3分割投与から開始し，血糖値を測定しながら投与量を調節する．

4 インスリン投与中の糖尿病患者の場合

- 投与方法

  インスリン1日1回あるいは2回注射の場合であっても各食前超速効型(あるいは速効型)＋特効型溶解の4回投与による強化インスリン療法に切り替える．血糖値をみながら調節するが，昼食前および夕食前のインスリン量を増量することが多い．

- インスリン投与量

  これまでの1日インスリン使用総量に加えてプレドニゾロン換算5mgあたり2〜4単位程度の増量を行い，血糖値をみながら調節する．

5 ステロイドパルス療法時

- ステロイドパルス療法施行時は血糖値が著増する．血糖測定を頻回に行いスライディングスケール(表7-9)を用い

て対処するが，投与時点での血糖値に応じてインスリン量を決定するとワンテンポ遅れることとなり，ステロイドによる急激な血糖上昇に対応できない．たとえば，朝食前値が正常であっても適切な量を投与することが必要である．治療スタッフが低血糖を恐れて投与をためらう場合は，朝食後に投与を行うか，flash glucose monitoring(FGM)システム(FreeStyleリブレなど)などを参考にすることもある．しかしこの場合でもPOCT等を用いて血糖値を再確認することが重要である．
● ステロイドパルス療法終了後にステロイドを減量する場合も同様に，血糖値に応じた対処を行う．ステロイド減量速度が比較的急速な場合はスライディングスケールで対処するが，緩徐に減量する場合はステロイド投与量に合わせて指示を行う．

I 海外旅行時のインスリン療法

インスリン使用中の糖尿病患者が海外旅行をするときは，安心して楽しく旅行するために留意しておきたい注意点がある．

❶ 海外旅行のための準備・持ち物

[計画]
● スケジュールに余裕を持たせた計画を立てる．
● あらかじめ航空会社，飛行機の搭乗時間，機内食の時間などの情報を調べておくとよい．
● 多くの航空会社では機内食に糖尿病食があるので，予約の際に申し込みをしておく．

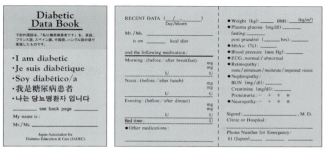

図7-9 Diabetic Data Book(日本糖尿病協会)

- 食事時間もわかるようであれば確認してスケジュールを立てる.
- シックデイの対処について旅行前に指導・確認する.
- 担当医は日本糖尿病協会が発行している「Diabetic Data Book」(図7-9)やインスリン注射が必要であるという診断書を作成して患者にわたしておくと不安が少ない.

[持ちもの]
- 糖尿病患者用IDカード,英文カード(Diabetic Data Book, 図7-9)(日本糖尿病協会)
- 出発前に携行品チェックリストに従い確認する(表7-10).
- インスリン注射液や注射針,内服薬,アルコール綿,血糖測定の道具は多めに用意する.
- インスリンペン型注入器などを携行していることを証明する簡単な英文を主治医が書いて持参させると,麻薬などと間違われることがないため安心である.
- 海外旅行保険に入っておき,保険証を持参する.

[飛行機に乗るとき]
- インスリン注入器や針,血糖測定の道具などは荷物紛失や上空での凍結を避けるため,必ず機内に手荷物として

表7-10 海外旅行携行品リスト

薬　剤	経口血糖降下薬 服用中の他の内服薬 インスリン注射液，注入器，注射針，消毒液，消毒綿，風邪薬，胃腸薬，抗生物質など
検査用機器	血糖自己測定器，検尿用紙，検査用針，予備用電池（血糖自己測定器用，インスリンポンプ用）
緊急用食料品	ブドウ糖キャンディ，ペットシュガー，クッキー，飴，チーズなど
必要な書類	糖尿病患者用IDカード，英文カード（Diabetic Data Book） インスリン注射液携帯証明書 医師からの病状説明書（英文） 海外旅行保険証

持ち込む．同行者がいれば，2つに分けて半分を持ってもらう．機内でインスリン注射をすることをあらかじめ航空会社に連絡しておくとトラブルを未然に防げる．
- 注入器の持ち込みの際には，薬剤とわかるようにパッケージははがさず，ファスナー付きビニールなどに入れる．処方箋や診断書などを一緒に持ち歩き，治療に必要な薬剤とわかるようにする．
- 空港でのセキュリティにおいて，インスリンポンプやトランスミッタは金属探知機による検査は装着したままでも問題はないが，X線に曝露させてはいけないので（安全性が確立されていないため），ポンプをX線検査に通さないように係員に伝える．国によってはX線ボディスキャナーで検査をしていることもあるので，係員にポンプを使用していることを伝え「エアポート医療機器情報カード」（図7-10）を提示し，指示があればポンプを外す．
- インスリンポンプが使用できなくなる場合も考え，インスリンペン型注入器も用意しておく．
- SAP療法の場合，飛行中など一時的に無線通信を停止す

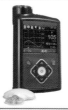
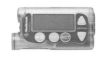

図7-10 エアポート医療機器情報カードの例
提供：日本メドトロニック株式会社

る必要があるときは，機内モードを使用する(トランスミッタは最長10時間までデータを保存可能).
- 長時間同じ姿勢でいて旅行者血栓症(いわゆるエコノミークラス症候群)を起こさないよう水分をしっかりとる．足を動かす，歩くなどして血栓を予防する．

表7-11 海外旅行出発当日の朝のインスリン計算表

東回りの旅行の場合 （1日が短くなる）	通常のインスリン量×（1−時差÷24）に減量
西回りの旅行の場合 （1日が長くなる）	通常のインスリン量×（1＋時差÷24）に増量

［旅行先で］
- できるだけ食事量を守る．
- 旅行中はインスリン注射をしにくい環境となることがあるかもしれないが，インスリン注射を勝手に中断しない．
- 旅行には履きなれた靴で行く．靴ずれに注意し，足を観察する．靴ずれができたときには早めにガーゼや絆創膏で保護し，軟膏などで対処する．

2 海外旅行時のインスリン注射について

a 食前超速効型インスリン3回注射＋就寝前持効型溶解インスリン1回注射の場合

- 機内では食事の前に超速効型インスリンを打ち続け，持効型溶解インスリンは中止とする．現地に到着して寝る前に，持効型溶解インスリンを注射する．
- 現地に到着したら，食事およびインスリンとも通常量に戻す．

b 持効型溶解インスリン1回注射の場合

- 出発当日の朝のインスリンは，表7-11のように計算して1回注射する．時差が5時間以内の場合は，とくにインスリン量を調節する必要はない．

c 配合溶解インスリン2回注射の場合

- 飛行機の機内では，できるだけ日本時間に合わせた食事とインスリン注射を行う．
- 午前中出発の場合は，夕食に相当する食事の前に夕食前

表7-12 機内でのインスリン注射例

食　事	インスリン注射
出発当日朝食	ライゾデグ配合注フレックスタッチ　12単位
飛行機に搭乗	
1回目の機内食	注射を打たない
2回目の機内食(日本時間夕食)	ライゾデグ配合注フレックスタッチ　8単位
3回目の機内食(日本時間朝食)	ライゾデグ配合注フレックスタッチ　12単位
現地到着	現地到着後は，現地時間に合わせて通常の朝・夕の注射をする

のインスリン注射を行う．
- 夕食前の出発の場合は，夕食に相当する食事の前に夕食前のインスリン注射を行う．
- 夕食後の出発のときは，1回目の機内食は食べずに，2回目の食事前に朝食前のインスリン注射を行う．

❸ 海外旅行時のインスリン調節例(表7-12)
- 50歳，男性，2型糖尿病，HbA1c7.0%
  インスリン：ライゾデグ配合注フレックスタッチ(朝12単位，夕8単位)
  目的地：ニューヨーク(直行便)，午前11時発
- 上記の方法の他に，機内では配合溶解インスリン製剤ではなく，超速効型インスリン製剤4〜6単位を食前に注射し，到着後に配合溶解インスリン製剤の通常投与量に戻すという方法もある．

文　献
1. 染谷泰寿ほか：糖尿病者の安全な海外旅行．Diabetes Frontier 14(2)：204-208, 2003
2. 糖尿病の患者さんによく聞かれる質問120, 瀬戸奈津子 監修, 古山景子ほか 編, 日本看護協会出版会, p34-35, 2009

3. 日本メドトロニック社ホームページ：https://www.medtronic.com/jp-ja/index.html

経口薬からの切り替え（2型糖尿病）

1 経口薬からの切り替え時の注意

- 経口血糖降下薬（以下，経口薬）からの切り替えは，妊娠，外科手術，ステロイド使用時などを除けば，ほとんどの場合，経口薬を複数併用しても良好な血糖コントロールが得られない場合である．
- 経口薬で良好な血糖コントロールが得られない場合（HbA1cが8％以上など）は，まず生活習慣（食事・運動療法など）や体重管理および経口薬の服薬状況，他の経口薬の併用など，コンプライアンスを見直した後にインスリン療法の導入を検討する．
- 導入を決めたら躊躇せずインスリン療法を開始すべきである．
- 長期間，経口薬で治療していた場合，血糖コントロールが不良ながらも自覚的には著変ないことが多く，患者としてはなかなかインスリン療法の導入に同意されず，医療者もなかなか導入に踏み切れない傾向がある．その際，最も重要なのはインスリン注射の必要性（合併症予防のための血糖コントロールの重要性）を患者にしっかり理解させて，インスリン注射を導入することである．
- 2型糖尿病のインスリン療法の導入では，インスリン分泌能が多少残存している場合が多く，0.1〜0.2単位/kg/日程度のインスリン量から開始し，

① 各食前の超速効型インスリン注射
② 持効型溶解インスリン注射
③ 夕食前配合溶解インスリン注射などから朝・夕食前配合溶解インスリン注射あるいは毎食前配合溶解インスリン注射
④ 各食前超速効型＋持効型溶解インスリン注射
まで幅広い選択肢がある(5章参照).

- 専門的な施設では外来での導入も可能であるが，インスリン療法の導入に慣れていない施設や高齢者への導入の際には，注射手技，血糖自己測定，血糖コントロールの指導のため入院して導入することが望ましい．
- 経口薬の使用量が比較的少ないときには，インスリン療法で糖毒性を解除すると，再び経口薬で血糖コントロールが可能になる場合がある．

2 切り替えの実際

a 1日1回の注射法

- 経口薬はそのまま続け，持効型溶解，超速効型と持効型溶解の配合溶解インスリンを0.1〜0.2単位/kg/日程度で注射する．
- 外来インスリン導入では，1日1回注射法による導入が比較的施行しやすい．
- 現行の経口薬を継続したまま外来インスリン導入を行う場合，持効型溶解インスリンを朝食前あるいは就寝前に，または配合溶解インスリンを朝食前あるいは夕食前に4〜6単位前後から注射する．
- その後注射手技に慣れて，血糖コントロールの改善が確認できたら，インスリン注射を増量していく．
- 1日のインスリン量が20単位を超えるようであれば，1

日2回の注射法(下記 b の方法)に変更する.
- 経口薬は中止の方向に持っていく場合もあるが,経口薬との併用で血糖コントロール良好となる場合もある.

b 1日2回の注射法
- 超速効型インスリンと持効型溶解インスリンの配合溶解製剤を朝食前と夕食前に使用する.
- 以後,血糖自己測定を導入し,その結果をみながら増量調節していく(5章B参照)が,所要量は20〜30単位/日ぐらいになることが多い.

c 1日3回の注射法
- 1日3回の注射法としては,各食前に超速効型インスリンを注射する.
- 朝食前血糖値が高い場合は,各食前の超速効型インスリンに,持効型溶解インスリンを加えて1日4回注射する.
- 朝食前と昼食前には超速効型インスリンを使用し,夕食前に配合溶解インスリンを用いる.

d 1日4回の注射法
- 入院で切り替えを行う場合は,経口薬を中止し,各食前超速効型+持効型溶解インスリンを注射する.
- インスリン投与量は,内因性インスリン分泌の残存程度にもよるが,0.2〜0.3単位/kg/日程度を4回に分けて(基礎インスリンはやや多め),朝食前血糖値をチェックして,まず基礎インスリンを調節していく.
- 朝食前血糖値が110mg/dL前後で安定したら,各食後血糖値に応じて追加インスリンを調節する.
- 良好な血糖値が続き,糖毒性がとれると,インスリン注射回数の減少,インスリン投与量の減量,場合によっては経口薬のみの治療に戻せる場合もある.

経口薬との併用（2型糖尿病）

　経口薬とインスリンとの併用については，導入時にインスリン単剤で使用するより，経口薬に加えてインスリンを併用した方が，より良好な血糖コントロールが得られるとの報告がある．この場合，インスリン療法による低血糖の発現，体重増加傾向などを考慮し，その適用を注意する必要がある．

　インスリン注射を他剤と併用する際，SU薬，速効型インスリン分泌促進薬，α-グルコシダーゼ阻害薬，ビグアナイド薬，チアゾリジン薬，DPP-4阻害薬，SGTL2阻害薬，GLP-1受容体作動薬との併用により，血糖コントロールが改善する．また速効型インスリン分泌促進薬，α-グルコシダーゼ阻害薬，ビグアナイド薬，チアゾリジン薬との併用により使用インスリン量を減量できる可能性がある．

1 各種経口薬とインスリンの併用の実際
a スルホニル尿素（SU）薬との併用
- SU薬の内因性インスリン分泌促進作用を利用することで，血糖値が安定し，低血糖の頻度が減少し，血糖コントロールがより可能になると報告されている．
- とくにグリメピリドはインスリン分泌作用のみならず，インスリン抵抗性改善作用も併せ持ち，インスリンの減量効果が期待できる．
- インスリン療法だけでは血糖コントロールが不安定な場合，SU薬の併用で安定した血糖コントロールを得られることがある．
- 腎機能低下患者や高齢者に併用すると，インスリンもSU

薬も重篤な低血糖の原因となることがあり，注意が必要である．

使用例

- インスリン導入時あるいは高齢者で，それまで使用していたSU薬に加えて，持効型溶解インスリンを4〜6単位前後，朝食前あるいは就寝前に注射する．
- 経口薬で治療中の場合，持効型溶解インスリンを夕食前または就寝前に注射して，朝食前血糖値を指標に増量していく(treat-to-target療法)．

b α-グルコシダーゼ阻害薬(α-GI)との併用

- インスリン療法のみでは食後高血糖を認める場合に，α-GIとの併用を検討する．
- 基本的には各食前にα-GIを内服する．
- 血糖自己測定で，ある食後血糖値のみ高値であれば，その食前にα-GIを内服する．
- 1型糖尿病でも食後血糖値の改善，使用インスリン量の減量が期待できる．
- 低血糖時には，ブドウ糖を摂取する．

c ビグアナイド(BG)薬との併用

- BG薬のインスリン抵抗性改善作用で使用インスリン量の減量，かつ体重増加を抑える．とくに肥満を伴う2型糖尿病でBG薬のみではコントロール不能でSGLT2阻害薬やGLP-1受容体作動薬を加えてもインスリン低下が著しい場合，インスリンと併用する．

d チアゾリジン薬との併用

- チアゾリジン薬のインスリン抵抗性改善作用で使用インスリン量の減量が期待される．ただし，浮腫，体重増加が起こりやすく，注意を要する．心不全には禁忌である．

e 速効型インスリン分泌促進薬との併用
- 基礎インスリン注射に加えて，食後インスリン分泌を補う目的で使用する．
- 各食前に超速効型インスリンを使用しているが，外出時などでインスリンを携行できない場合に代替薬として使用する．

f DPP-4阻害薬
- DPP-4阻害薬のインクレチン作用増強効果により，ブドウ糖応答性のインスリン分泌増強やグルカゴン分泌抑制効果で，食前後の血糖値改善を認め，使用インスリン量の減量が期待できる．

g SGTL2阻害薬
- SGTL2阻害薬は腎での尿糖排泄を促進して血糖改善および，体重増加の抑制，使用インスリン量の減量が期待できる．
- インスリンとの併用で重症低血糖の報告があり，注意が必要である．
- とくに内因性インスリン分泌の著明低下状態では，過度なインスリン減量で糖尿病ケトアシドーシスを起こしやすい．インスリンを適切に補うことが有効に使用するコツである．

h GLP-1受容体作動薬
- DPP-4阻害薬と同様，ブドウ糖応答性のインスリン分泌増強やグルカゴン分泌抑制効果により，食前後の血糖値改善を認め，使用インスリン量の減量が期待できる．

文　献
1. 日本糖尿病学会 編・著：糖尿病治療ガイド2018-2019，文光堂，2018
2. 日本糖尿病学会 編・著：糖尿病診療ガイドライン2016，南江堂，2016

第**8**章

低血糖への対応と心得ておきたい副作用

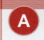 **低血糖**

1 良好な血糖コントロールとは

DCCT, Kumamoto Study, UKPDSにおいて，1型，2型を問わず厳格な血糖コントロールが合併症の進展予防に重要であることが報告され，積極的なインスリン療法の導入がなされてきた．

一方，ACCORD試験における厳格コントロール群での死亡率増加の一因として，低血糖の関与が疑われている．また，重症低血糖後の大血管症リスクは平常時の約2倍との報告もある．

高齢者においても低血糖は認知機能を低下させる一因となり，転倒リスクも上昇する．このため近年は高血糖だけでなく，なるべく低血糖も防ぎながら良好な血糖コントロールをめざすことが求められている．

2 低血糖の定義および原因

a 定　義

- 血漿ブドウ糖濃度70mg/dL以下が低血糖とされている（症候性低血糖と無自覚性低血糖の場合がある）．
- 重症低血糖：低血糖改善のために他人の援助（ブドウ糖やグルカゴン投与）を必要とする状態．
- 相対的低血糖：血漿ブドウ糖濃度が70mg/dLより高いが，典型的な低血糖症状を感じる状態．

b 原　因

- 糖尿病患者における低血糖の原因を表8-1に示す．
- 低血糖の主な原因としては，食事の内容・タイミングの不適合/過剰な運動/薬剤の過量または誤投与/シックデ

表8-1 糖尿病患者における低血糖の原因

1. 炭水化物摂取不足,摂取時間のずれ
2. 激しい運動
3. 糖尿病治療薬に関連する低血糖

   a. 経口血糖降下薬・インスリン量の過剰

   ①処方の誤り
   ②インスリン単位,種類の間違い
   ③皮下での吸収促進あるいは遅延(入浴,運動など)
   ④腎不全による薬剤クリアランスの低下
   ⑤自殺企図,詐病
   ⑥持続皮下インスリン注入療法(CSII)の機器トラブル

   b. 経口血糖降下薬・インスリン必要量減少時の対処の誤り

   ①1型糖尿病の寛解期
   ②血糖コントロール改善や体重減少に伴う必要インスリン量の減少
   ③シックデイ
   ④ストレス状態からの回復時(感染症,手術,外傷など)
   ⑤ステロイド減量時

   c. インスリン作用を増強する薬剤(アスピリン,イソニアジドなど)

4. アルコール摂取,肝硬変・肝不全(糖新生の低下)
5. 反応性低血糖(胃切除術後や耐糖能異常の初期)
6. 糖尿病以外の治療薬による低血糖(シベンゾリン,シプロフロキサシン,違法に経口血糖降下薬を含む健康食品など)
7. インスリノーマ
8. インスリンに対する抗体による低血糖(抗インスリン抗体,インスリン自己抗体)
9. インスリン拮抗ホルモン低下(下垂体前葉機能低下症,副腎不全など)
10. 悪性腫瘍(巨大腫瘍によるグルコース消費増大など)

イ/アルコール多飲などがあげられる.

1)食事の内容・タイミングの不適合

炭水化物が少ない食事をとったり,食事時間が遅れたりすることによる低血糖が多くみられる.

2)過剰な運動

薬物治療中の患者では空腹時の運動は禁忌である.

登山,マラソン,ハイキング,山菜採り,草刈りなど長時間の運動の前や,エアロビクスなどの激しい運動の前

には補食が必要である．また，運動した日の夜中〜翌日に血糖値が低下する遅延性低血糖もみられるため，注意が必要である．

3)薬剤の過量または誤投与
とくに高齢や認知症の患者においては治療薬の量や回数の間違いがみられることがある．高齢者においてはシンプルな薬剤処方が望ましい．

4)シックデイ
シックデイにおいてはインスリン必要量が増加することもあるが，食事量の極端な減少によって低血糖になる場合もあり，注意が必要である．

5)アルコール多飲
大量のアルコール摂取により肝臓での糖新生が障害され，低血糖となる．

memo
日本糖尿病学会の調査では，重症低血糖者の特徴は，2型糖尿病患者では平均年齢77.0歳と高齢，平均BMI 22.0kg/m^{2}と非肥満，eGFR 50.6mL/分/1.73m^{2}と低値，HbA1c 6.8%とコントロール良好であった．治療はインスリン療法が60.8%，インスリン未使用のSU薬が33.1%と，この2群で大半を占めた．また，1型，2型も含め重症低血糖の既往者が37.2%存在し，重症低血糖の高リスク者や既往者への教育と治療の適正化が重要と考えられた．

3 低血糖時の症状

①交感神経刺激症状

動悸，発汗，手指振戦，顔面蒼白など．

②中枢神経症状

視力の異常，異常行動(高齢者では認知症と間違われることがある)，眠気，意識レベル低下，痙攣，昏睡など．

③無自覚性低血糖

　交感神経刺激症状が乏しく，低血糖の自覚がないまま意識障害や昏睡に陥ってしまうことがある．低血糖を繰り返した結果，グルカゴン分泌反応が低下したため，または自律神経障害が進行してアドレナリン分泌反応が低下したためと考えられる．

4 低血糖の診断

　糖尿病治療中の患者で低血糖時の症状を認めた場合，または意識障害がある場合は，速やかに血糖測定を行い低血糖の診断をつけることが必要である．低血糖による意識障害は可逆的であり，他の疾患を鑑別し，速やかに治療することが可能である．

5 検　査

- 血糖(静脈採血，自宅では血糖自己測定器で)，免疫インスリン(immunoreactive insulin；IRI)，血清Cペプチド
- 症例に応じて，インスリンに対する抗体，下垂体ホルモン，副腎皮質ホルモンなど

6 治　療

a 経口摂取が可能な場合

　ブドウ糖10gを摂取する．ブドウ糖を含む飲料でもよい(たとえばコカ・コーラであれば250mL，ファンタ グレープでは175mLほど)．15分後も低血糖が持続するようなら，再度同量を摂取する．ショ糖やショ糖を含む食品の場合はブドウ糖の倍量を摂取するが，ブドウ糖よりも吸収に時間がかかる．

b 経口摂取が不可能な場合

①ブドウ糖やショ糖を口唇と歯肉の間に塗りつける．
②グルカゴンの処方がある場合はグルカゴンの注射を行う．

③意識障害がある場合は救急搬送．50％ブドウ糖液を20〜40mL静注し，5％ブドウ糖液の点滴静注で血糖レベルを維持する．回復後，炭水化物を含む食物を摂取する．

④数時間以上昏睡が続いていた場合は脳浮腫の存在を疑い，デキサメタゾンやマンニトール投与を開始する．

7 低血糖の予防

- 血糖自己測定（self-monitoring of blood glucose；SMBG）を行い，低血糖が起こりやすい時間帯や生活の状況を把握し，インスリン量の調整，補食の必要性について検討する．
- 持続血糖モニター（continuous glucose monitoring；CGM）を行い，夜間の低血糖，無症状の低血糖を把握し，必要に応じてインスリンや経口血糖降下薬の調整を行う．
- インスリン療法中の患者における夜間低血糖の予防には就寝前血糖測定が重要である．就寝前血糖値が130mg/dL以下の場合は1単位程度の補食（たとえばマリー〈ビスケット〉3枚＝72kcal），100mg/dL以下の場合は2単位の補食が望ましい．
- 低血糖に備え，ブドウ糖，ブドウ糖を含む飲料，飴などを携帯する．
- 「糖尿病連携手帳」（日本糖尿病協会発行）を常に携帯するように心がける．
- 2014年6月から改正道路交通法が施行され，無自覚性低血糖を含む低血糖によって車の運転に支障をきたす可能性のある患者が，運転免許証の取得や更新時に虚偽申告をした場合の罰則規定が新設された．
- 自動車内には必ずブドウ糖やブドウ糖を含む食品を常備

し，運転開始前にはなるべく血糖自己測定を行い，血糖が低めの場合には補食をしてから運転を開始するなどの対処が望ましい．

文献
1. Workgroup on Hypoglycemia, American Diabetes Association：Defining and reporting hypoglycemia in diabetes：a report from the American Diabetes Association Workgroup on Hypoglycemia. Diabetes Care 28(5)：1245-1249, 2005
2. 難波光義ほか：糖尿病治療に関連した重症低血糖の調査委員会報告．糖尿病60(12)：826-842, 2017
3. American Diabetes Association：6. Glycemic Targets：Standards of Medical Care in Diabetes—2018. Diabetes Care 41(Suppl 1)：S55-S64, 2018

B インスリンの副作用

❶ インスリン注射部位における皮膚症状

ⓐ インスリンアレルギー

　ヒトインスリンおよび遺伝子組換えインスリンの登場以後，インスリンアレルギーの頻度は低下しているが，局所アレルギー反応による腫れ・発赤・痒みなど即時型反応を引き起こすほか，遅延型(8〜24時間後)アレルギーによるものが知られている．インスリン開始後1〜2週間で発症しうる．

[症　状]

　局所反応として注射開始後30分から2時間で搔痒感が出現し，12〜24時間で最大となる．約半数で軽い腫脹を伴う．重症の場合は硬結を触れ，潰瘍や瘢痕を生じることがある．まれではあるが，全身反応として蕁麻疹様発疹，喘息様発

作，血管性浮腫を伴い，アナフィラキシーショックを呈する例も皆無ではない．

[診　断]

①皮内反応テスト：当該インスリン0.05単位/0.05mLを皮内に注射し，反応を観察する．即時型アレルギー反応の場合，注射後15〜30分に膨疹および発赤が出現する．発赤直径が10mm以上であれば陽性とする．24〜48時間後に陽性を確認すれば遅延型反応の可能性がある．インスリンのみならず他の含有物，亜鉛，プロタミン，防腐剤などに対する反応も考えられるため，陽性の場合はさらに検索を進める．

②プリックテスト・パッチテスト

③血液検査：IgE値および好酸球数が診断の補助となるが，ヒトインスリン特異的IgE抗体は直接的な証明となる．

④各種インスリンのDLST(薬剤リンパ球刺激試験)

[治　療]

①インスリン製剤の変更

亜鉛(Zn)を含まないインスリングルリジンへの変更など．

②投与方法の変更

持続皮下インスリン注入療法(CSII)など，投与方法の変更を行ってみる．

③抗アレルギー薬，抗ヒスタミン薬

軽症であれば薬剤でコントロール可能である．

④ステロイド薬の投与

症状が難治性であればステロイド薬を用いて加療するが，血糖コントロールはより困難となり，骨粗鬆症のほか，さまざまな副作用を併発する．

⑤減感作療法

プリックテストなどでアレルギー反応出現閾値を調べた上でインスリン製剤の初回投与量を決定する．たとえば1×10^6倍希釈(0.1mL)から始め，漸増するなどの方法を用いる．症例に応じて1～6ヵ月かけて行う．

b インスリン脂肪異栄養症

インスリンを限局した同一部位に注射し続けると，その注射部位あるいは周辺皮下脂肪組織に萎縮あるいは，肥大が現れることがあり，前者をリポアトロフィー(lipoatrophy：脂肪萎縮)，後者をリポハイパートロフィー(lipohypertrophy：脂肪肥大)と称する．リポアトロフィーはインスリン製剤の精製度が上がってからはまれとなっているが，リポハイパートロフィーの報告は散見されており，アミロイド沈着との鑑別を要する．肥大の原因は，投与されたインスリンの局所的栄養作用および炎症反応に由来する．

c 限局性インスリン由来アミロイド沈着

注射部位における皮下膨隆あるいは腫瘤として現れる．リポハイパートロフィーと鑑別が困難なことがあるが，一般的にアミロイド沈着の方がより硬い．不安定型糖尿病の原因になっていることもあり，インスリンボールと呼ばれる形状を呈することもある．CT検査では，周囲脂肪組織に比して高信号を示し，等信号を示すリポハイパートロフィーと鑑別可能である．MRI画像では，リポハイパートロフィーは脂肪抑制T2強調画像で抑制され低信号を示すが，アミロイド沈着では周囲脂肪組織に比して高信号を示す．

1型糖尿病の20～30％に種々の程度のリポハイパートロフィーを認めたとの報告があるが，2型糖尿病においても

発症の可能性はある．

上記 b, c はいずれもインスリンの吸収が低下・遅延するなどインスリン作用の変化を生じる可能性があり，血糖日内変動が拡大してコントロール不良の原因となる．注射部位を定期的に確認ならびに観察を行い，膨隆・硬結などの所見を認めたら注射手技の再指導が必要である．

❷抗インスリン抗体の出現に伴う異常

抗インスリン抗体には，①インスリン自己免疫症候群における原因抗体，②インスリン製剤により産生される抗体，③1型糖尿病初期に出現する抗体，などが知られている．インスリン療法の際に出現する抗インスリン抗体によって，一方でインスリン抵抗性を招き，他方で低血糖をきたして，不安定型糖尿病を招く原因となることがある．ただし，高度に純化された遺伝子組換えインスリン製剤を用いる現在では以前に比べ抗インスリン抗体の産生は減っているとされている．

a インスリン抵抗性

抗インスリン抗体が生じると，インスリンに対し抵抗性を示し，インスリン注射の必要量が増加してくる．通常インスリンが1日100単位以上必要となれば，抗体の存在を考慮する．

b 不安定(brittle)型糖尿病

通常インスリン注射後に産生される抗インスリン抗体は，親和性(affinity constant)が高い反面，結合能(binding capacity)が低いとされている．しかし時に親和性が低く，結合能が高い抗体が出現する場合がある．このような抗体はインスリンとの結合が弱いため，容易に抗体から遊離インスリンが放出されてインスリン作用臓器に働くため，血糖

が急に低下し低血糖をきたすことがある．いわばインスリン自己免疫症候群に類似のインスリン誘発性"偽インスリン自己免疫症候群"と称してよい病態が形成されることがある．

抗インスリン抗体価がなかなか下がらないのは，インスリンが皮下にとどまることにより，抗体産生が常に刺激され続けることが原因である．

[診　断]
①高インスリン血症(著増)(抗インスリン抗体に結合したインスリンはインスリン受容体と結合せず代謝されないので，インスリンが高く測定される)
②抗インスリン抗体結合率高値
③治療インスリン量の増大(1日100単位以上)

[治　療]
①インスリン製剤の種類の変更・中止
②GLP-1受容体作動薬，DPP-4阻害薬，SGLT2阻害薬，α-グルコシダーゼ阻害薬への変更
③ステロイド療法
④血漿交換療法(保険適応外治療なので，病院の臨床倫理委員会などの承認が必要)
⑤治療法の工夫(分割食，CSIIなど)
⑥インスリン静脈注射が効くことがある
※抗インスリン抗体産生時はインスリンアレルギーを伴うこともある．

3 全身性副作用
①アナフィラキシーショック
　まれではあるがアナフィラキシーショックを呈することがある．

②肝障害

インスリン製剤に含まれるインスリン以外の成分によっても肝障害が引き起こされることが知られているが，インスリンそのものによる直接障害，アレルギー性の障害による肝障害もありうる．糖尿病では脂肪肝の増悪やグリコーゲン蓄積により肝障害をきたすが，インスリンにより促進される．また，アルコール多飲，飢餓状態などが肝障害の鑑別診断として重要である．

③癌の発症

糖尿病は大腸癌，肝臓癌，膵臓癌等，多くの癌のリスク増加と関連があると報告されている．インスリン投与によって発癌リスクが高まるとする報告もあるが，確定的なものではなく結論が出ていない．

④肥満

インスリン療法を行っていても，食事・運動療法は必要である．食事療法が不十分であれば，インスリンにより脂肪合成が高まり肥満をきたすこととなる．

4 インスリン浮腫・治療後有痛性神経障害・糖尿病網膜症の悪化など

糖尿病ケトアシドーシスや治療中断後状態など著しい高血糖状態が続いていた患者に対し，インスリンによる急速な血糖改善を行った場合，さまざまな副作用を生ずることが知られている．

a インスリン浮腫

局所あるいは全身性に浮腫を生じる場合があり，インスリン浮腫と呼ばれている．治療後比較的早期に発症することが多い．無治療や利尿薬で軽快することもあるが，続く場合は急激な血糖降下を避け，緩徐なインスリン療法に切

り替える.

原因としては，インスリンによるNaの再吸収の亢進，血管壁透過性によるアルブミン漏出と血漿浸透圧の低下，高グルカゴン血症の改善によるNa利尿の低下などがあげられている．

b 治療後有痛性神経障害（post-treatment painful neuropathy；PPN）

急激な血糖コントロール後に有痛性の神経症状を呈する合併症であり，激痛のため不眠，食欲低下，うつ状態を伴うことがある．両下肢遠位部の症状にとどまらず腰背部など体幹を含む全身に症状が及ぶ．急激な血糖コントロールが原因といわれているが，長期間の高血糖，体重減少，神経障害を有している症例では注意すべきであろう．飲酒・喫煙も半数で認められる．

原因として，インスリンによりAV-shuntが開き，神経栄養血管内血流が低下し虚血が起きるというAV-shunt説が提唱されている．

治療として，メキシレチン（150〜300mg）またはカルバマゼピン（100〜200mg）を投与し，効果がない場合は，抗うつ薬あるいはフルフェナジン（1〜3mg）を投与する方法が報告されている．

c 糖尿病網膜症の悪化あるいは視力障害

コントロールできていない糖尿病網膜症を有する症例では急速な血糖コントロールを行うと，多くの症例で増悪がみられる．単純性から（前）増殖性網膜症に進行する例もある．治療開始直後は月に1回の観察が必要とされる．水晶体の膨化以外に網膜毛細血管への直接作用も推定されている．

上記のごとく，著しい高血糖患者を治療する際には，インスリンの直接作用以外に血糖変動の大きさが思わぬ副作用を生じることがある．必要以上に急速に血糖値を低下させることは避け，合併症を含む全身症状への経過観察を心がけたい．

第9章

GLP-1受容体作動薬の特徴と使用法

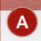
GLP-1受容体作動薬

1 目 的
- GLP-1受容体作動薬(表9-1)は血糖依存的に食後のインスリン分泌を促進すると同時に,グルカゴン分泌を抑制することで食後の高血糖と空腹時血糖値を改善する.
- 胃内容物排出抑制作用があり,食欲抑制的に作用し,肥満の改善にも働く.

2 適 応
- インスリン非依存状態の2型糖尿病患者に使用する.1型糖尿病に対する適応はない.
- スルホニル尿素(SU)薬,チアゾリジン薬,ビグアナイド薬などの経口糖尿病薬との併用は可能であるが,同類のインクレチン系薬剤であるDPP-4阻害薬との併用はできない.
- SU薬またはインスリン製剤との併用が可能であるが,低血糖が起こりやすいため,併用薬の減量を念頭に置く必要がある.

3 治療の実際
- 主に空腹時血糖値の改善をめざす場合は,長時間作用型を1日1回,一定の時間に自己注射する.
- 食後高血糖の改善をめざす場合は,短時間作用型がよく,1日1回製剤,1日2回製剤ともに一定の時間に自己注射する.
- 週1回製剤は,一定曜日の一定の時間に自己注射する.
- さらに,持効型溶解インスリンとGLP-1受容体作動薬との併用により,空腹時血糖値ならびに食後高血糖の改善

表9-1 GLP-1受容体作動薬

一般名	商品名	作用時間	注射回数	1本の含有量	1回の使用量
リラグルチド	ビクトーザ	>24時間	1回/日	18mg	0.3mg〜0.9mg
エキセナチド	バイエッタ	8時間	2回/日	300μg	10〜20μg
リキシセナチド	リキスミア	15時間	1回/日	300μg	10〜20μg
エキセナチド（持続性）	ビデュリオン		週1回	2mg	2mg
デュラグルチド	トルリシティ		週1回	0.75mg	0.75mg

が期待できる．

文　献
1. 日本糖尿病学会 編・著：糖尿病治療ガイド2018-2019，文光堂，2018
2. 日本糖尿病学会 編・著：糖尿病診療ガイドライン2016，南江堂，2016
3. 日本糖尿病学会 編・著：糖尿病専門医研修ガイドブック，改訂第7版，診断と治療社，2017

付録

糖尿病ならびに生活習慣病関連の診断基準,治療指針,臨床検査基準値等

○空腹時血糖値[注1]および75gOGTTによる判定区分と判定基準

	血糖測定時間		判定区分
	空腹時	負荷後2時間	
血糖値 (静脈血漿値)	126mg/dL以上	←または→ 200mg/dL以上	糖尿病型
	糖尿病型にも正常型にも属さないもの		境界型
	110mg/dL未満	←および→ 140mg/dL未満	正常型[注2]

注1) 血糖値は,とくに記載のない場合には静脈血漿値を示す.
注2) 正常型であっても1時間値が180mg/dL以上の場合は180mg/dL未満のものに比べて糖尿病に悪化する危険が高いので,境界型に準じた取り扱い(経過観察など)が必要である.また,空腹時血糖値が100〜109mg/dLは正常域ではあるが,「正常高値」とする.この集団は糖尿病への移行やOGTT時の耐糖能障害の程度からみて多様な集団であるため,OGTTを行うことが勧められる.

日本糖尿病学会 編・著:糖尿病治療ガイド2018-2019,P.21,文光堂,2018より

○血糖コントロールの指標と評価

血糖コントロール目標[注4](65歳以上の高齢者では次頁の別表を参照)

目標	血糖正常化を目指す際の目標[注1]	合併症予防のための目標[注2]	治療強化が困難な際の目標[注3]
HbA1c(%)	6.0未満	7.0未満	8.0未満

治療目標は年齢,罹病期間,臓器障害,低血糖の危険性,サポート体制などを考慮して個別に設定する.

注1) 適切な食事療法や運動療法だけで達成可能な場合,または薬物療法中でも低血糖などの副作用なく達成可能な場合の目標とする.
注2) 合併症予防の観点からHbA1cの目標値を7%未満とする.対応する血糖値としては,空腹時血糖値130mg/dL未満,食後2時間血糖値180mg/dL未満をおおよその目安とする.
注3) 低血糖などの副作用,その他の理由で治療の強化が難しい場合の目標とする.
注4) いずれも成人に対しての目標値であり,また妊娠例は除くものとする.

日本糖尿病学会 編・著:糖尿病治療ガイド2018-2019,P.29,文光堂,2018より

○高齢者糖尿病の血糖コントロール目標(HbA1c値)

患者の特徴・健康状態[注1]		カテゴリーI	カテゴリーII	カテゴリーIII
		① 認知機能正常 **かつ** ② ADL自立	① 軽度認知障害〜軽度認知症 **または** ② 手段的ADL低下、基本的ADL自立	① 中等度以上の認知症 **または** ② 基本的ADL低下 **または** ③ 多くの併存疾患や機能障害
重症低血糖が危惧される薬剤(インスリン製剤,SU薬,グリニド薬など)の使用	なし[注2]	7.0%未満	7.0%未満	8.0%未満
	あり[注3]	65歳以上75歳未満: 7.5%未満(下限6.5%) / 75歳以上: 8.0%未満(下限7.0%)	8.0%未満(下限7.0%)	8.5%未満(下限7.5%)

治療目標は、年齢、罹病機関、低血糖の危険性、サポート体制などに加え、高齢者では認知機能や基本的ADL、手段的ADL、併存疾患なども考慮して個別に設定する。ただし、加齢に伴って重症低血糖の危険性が高くなることに十分注意する。

注1) 認知機能や基本的ADL(着衣、移動、入浴、トイレの使用など)、手段的ADL(IADL:買い物、食事の準備、服薬管理、金銭管理など)の評価に関しては、日本老年医学会のホームページ(http://www.jpn-geriat-soc.or.jp/)を参照する。エンドオブライフの状態では、著しい高血糖を防止し、それに伴う脱水や急性合併症を予防する治療を優先する。

注2) 高齢者糖尿病においても、合併症予防のための目標は7.0%未満である。ただし、適切な食事療法や運動療法だけで達成可能な場合、または薬物療法の副作用なく達成可能な場合の目標を6.0%未満、治療の強化が難しい場合の目標を8.0%未満とする。下限を設けない。カテゴリーIIIに該当する状態で、多剤併用による有害作用が懸念される場合や、重篤な併存疾患を有し、社会的サポートが乏しい場合などには、8.5%未満を目標とすることも許容される。

注3) 糖尿病罹病期間も考慮し、合併症発症・進展阻止が優先される場合には、重症低血糖を予防する対策を講じつつ、個々の高齢者ごとに個別の目標や下限を設定してもよい。65歳未満からこれらの薬剤を用いて治療中であり、かつ血糖コントロール状態が図の目標や下限を下回る場合には、基本的に現状を維持するが、重症低血糖に十分注意する。グリニド薬は、種類・使用量・血糖値等を勘案し、重症低血糖が危惧されない薬剤に分類される場合もある。

【重要な注意事項】糖尿病治療薬の使用にあたっては、日本老年医学会編「高齢者の安全な薬物療法ガイドライン」を参照すること。薬剤使用時には多剤併用を避け、副作用の出現に十分に注意する。

日本老年医学会・日本糖尿病学会 編・著:高齢者糖尿病診療ガイドライン2017, P.46, 南江堂, 2017より

○代表的な血糖コントロール関連臨床検査

項目	検査材料	検査方法	基準値(単位)
ヘモグロビンA1c(HbA1c)	血液	HPLC(標準測定法), 免疫法, 酵素法, 等	4.6～6.2(%)
グリコアルブミン(GA)	血清	酵素法	11～16(%)
1,5-アンヒドロ-D-グルシトール(1,5-AG)	血清	酵素法	14以上(μg/mL)

○代表的な膵臓関連検査

項目	検査材料	検査方法	基準値(単位)
インスリン(IRI)※	血清	ELISA, CLEIA, 等	空腹時1.84～12.2(μIU/mL)
Cペプチド(CPR)	血清	ELISA, CLEIA, 等	空腹時1.0～3.5(ng/mL)
	蓄尿		29.2～167(μg/day)
GAD抗体	血清	ELISA	5.0未満(U/mL)
抗インスリン抗体	血清	RIAPEG法	結合率0.4未満(%)

※施設ごとに基準が異なる

○代表的な生化学検査

項目	検査材料	検査方法	基準値(単位)
血中ケトン体	血清	酵素法	アセト酢酸14～68(μmol/L) 3-ヒドロキシ酪酸0～74(μmol/L) 総ケトン体28～120(μmol/L)
乳酸	除蛋白液	酵素法	3.0～17.0(mg/dL)
ピルビン酸	除蛋白液	酵素法	0.30～0.94(mg/dL)

○代表的な血清脂質関連検査

項目	検査材料	検査方法	基準値(単位)
レムナント様リポ蛋白コレステロール(RLP-C)	血清	酵素法	7.5以下(mg/dL)
リポ蛋白(a) (Lp(a))	血清	ラテックス凝集比濁法	40以下(mg/dL)

SRL社:SRL総合検査案内https://test-guide.srl.info/hachioji/(2019年2月27日閲覧)より引用

○成人における血圧値の分類(mmHg)

分類		収縮期血圧		拡張期血圧
正常域血圧	至適血圧	<120	かつ	<80
	正常血圧	120〜129	かつ/または	80〜84
	正常高値血圧	130〜139	かつ/または	85〜89
高血圧	Ⅰ度高血圧	140〜159	かつ/または	90〜99
	Ⅱ度高血圧	160〜179	かつ/または	100〜109
	Ⅲ度高血圧	≧180	かつ/または	≧110
	(孤立性)収縮期高血圧	≧140	かつ	<90

日本高血圧学会高血圧治療ガイドライン作成委員会 編:高血圧治療ガイドライン2014.日本高血圧学会, p19, 2014より引用

○診察室血圧に基づいた心血管病リスク層別化

リスク層 (血圧以外の予後影響因子)	Ⅰ度高血圧 (140-159/ 90-99mmHg)	Ⅱ度高血圧 (160-179/ 100-109mmHg)	Ⅲ度高血圧 (≧180/≧ 110mmHg)
リスク第一層 (予後影響因子がない)	低リスク	中等リスク	高リスク
リスク第二層 (糖尿病以外の1-2個の危険因子, 3項目を満たすMetSのいずれかがある)	中等リスク	高リスク	高リスク
リスク第三層 (糖尿病, CKD, 臓器障害/心血管病, 4項目を満たすMetS, 3個以上の危険因子のいずれかがある)	高リスク	高リスク	高リスク

日本高血圧学会高血圧治療ガイドライン作成委員会 編:高血圧治療ガイドライン2014.日本高血圧学会, p33, 2014より引用

[高血圧管理計画のためのリスク層別化に用いる予後影響因子]

A. 心血管病の血圧値以外の危険因子	
高齢（65歳以上）	
喫煙	
脂質異常症[*1]	低HDLコレステロール血症（＜40mg/dL） 高LDLコレステロール血症（≧140mg/dL） 高トリグリセライド血症（≧150mg/dL）
肥満（BMI≧25）（特に内臓脂肪型肥満）	
メタボリックシンドローム	
若年（50歳未満）発症の心血管病の家族歴	
糖尿病	空腹時血糖≧126mg/dL 負荷後血糖2時間値≧200mg/dL 随時血糖≧200mg/dL HbA1c≧6.5%（NGSP）

B. 臓器障害/心血管病	
脳	脳出血・脳梗塞 無症候性脳血管障害 一過性脳虚血発作
心臓	左室肥大（心電図，心エコー） 狭心症，心筋梗塞，冠動脈再建術後 心不全
腎臓	蛋白尿・アルブミン尿 低いeGFR[*2]（＜60mL/分/1.73m^2） 慢性腎臓病（CKD），確立された腎疾患（糖尿病性腎症，腎不全など）
血管	動脈硬化性プラーク 頸動脈内膜中膜複合体厚≧1.1mm 大血管疾患 末梢動脈疾患（足関節上腕血圧比低値：ABI≦0.9）
眼底	高血圧性網膜症

[*1] 空腹時採血によりLDLコレステロールはFriedwaldの式（TC－HDL-C－TG/5）で計算する．TG400mg/dL以上や食後採血の場合にはnonHDL-C（TC－HDL-C）を使用し，その基準はLDL-C＋30mg/dLとする．

[*2] eGFR（推算糸球体濾過量）は下記の血清クレアチニンを用いた推算式（eGFR$_{creat}$）で算出するが，筋肉量が極端に少ない場合は，血清シスタチンを用いた推算式（eGFR$_{cys}$）がより適切である．

eGFR$_{creat}$(mL/分/1.73m^2) = 194 × Cr$^{-1.094}$ × 年齢$^{-0.287}$（女性は×0.739）

eGFR$_{cys}$(mL/分/1.73m^2) = （104 × Cys$^{-1.019}$ × 0.996^{年齢}（女性は×0.929））－8

日本高血圧学会高血圧治療ガイドライン作成委員会 編：高血圧治療ガイドライン2014．日本高血圧学会，p32，2014より引用

○メタボリックシンドロームの診断基準

必須条件	内臓脂肪型肥満	ウエスト周囲長[注1] 男性85cm以上 女性90cm以上 (男女とも内臓脂肪面積100cm^{2}以上に相当)		
3項目のうち2項目以上	脂質	高トリグリセライド血症 (150mg/dL以上)	かつ/または	低HDLコレステロール血症 (40mg/dL未満)
	血圧	収縮期血圧 130mmHg以上	かつ/または	拡張期血圧 85mmHg以上
	血糖[注2]	空腹時血糖110mg/dL以上		

注1) ウエスト周囲長とは臍の高さで立位,軽呼気時に測定した腹囲.
注2) メタボリックシンドロームと診断された場合,糖負荷試験が勧められるが,診断には必須ではない.

メタボリックシンドローム診断基準検討委員会:メタボリックシンドロームの定義と診断基準.日内会誌 94:794-809,2005より引用改変

○動脈硬化性疾患予防ガイドライン(日本動脈硬化学会2017年)

[脂質異常症診断基準(空腹時採血)*]

LDLコレステロール	140mg/dL以上	高LDLコレステロール血症
	120〜139mg/dL	境界域高LDLコレステロール血症**
HDLコレステロール	40mg/dL未満	低HDLコレステロール血症
トリグリセライド	150mg/dL以上	高トリグリセライド血症
Non-HDLコレステロール	170mg/dL以上	高non-HDLコレステロール血症
	150〜169mg/dL	境界域高non-HDLコレステロール血症**

* 10時間以上の絶食を「空腹時」とする.ただし水やお茶などカロリーのない水分の摂取は可とする.
** スクリーニングで境界域高LDL-C血症,境界域高non-HDL-C血症を示した場合は,高リスク病態がないか検討し,治療の必要性を考慮する.
- LDL-CはFriedewald式(TC − HDL-C − TG/5)または直接法で求める.
- TGが400mg/dL以上や食後採血の場合はnon-HDL(TC − HDL-C)かLDL-C直接法を使用する.ただしスクリーニング時に高TG血症を伴わない場合はLDL-Cとの差が+30mg/dLより小さくなる可能性を念頭においてリスクを評価する.

日本動脈硬化学会(編):動脈硬化性疾患予防ガイドライン 2017年版.日本動脈硬化学会,p14,2017より引用

[LDLコレステロール管理目標設定のためのフローチャート]

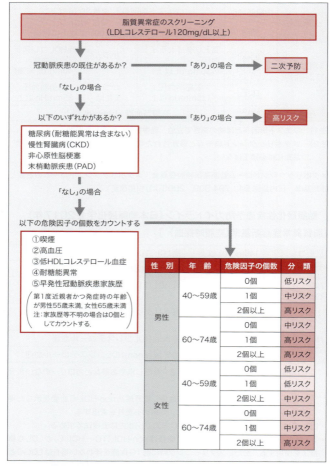

日本動脈硬化学会(編):動脈硬化性疾患予防ガイドライン 2017年版.日本動脈硬化学会,p16,2017より引用

[リスク区分別脂質管理目標値]

治療方針の原則	管理区分	脂質管理目標値(mg/dL)			
		LDL-C	Non-HDL-C	TG	HDL-C
一次予防 まず生活習慣の改善を行った後，薬物療法の適用を考慮する	低リスク	<160	<190	<150	≧40
	中リスク	<140	<170		
	高リスク	<120	<150		
二次予防 生活習慣の是正とともに薬物治療を考慮する	冠動脈疾患の既往	<100 (<70)*	<130 (<100)*		

* 家族性高コレステロール血症，急性冠症候群の時に考慮する．糖尿病でも他のリスク病態(出典表 1-3b：非心原性脳梗塞，末梢動脈疾患，慢性腎臓病，メタボリックシンドローム，主要危険因子の重複，喫煙)を合併する時はこれに準ずる．
- 一次予防における管理目標達成の手段は非薬物療法が基本であるが，低リスクにおいてもLDL-Cが180mg/dL以上の場合は薬物療法を考慮するとともに，家族性高コレステロール血症の可能性を念頭においておくこと(出典第5章参照)．
- まずLDL-Cの管理目標値を達成し，その後non-HDLの達成を目指す．
- これらの値はあくまでも到達努力目標値であり，一次予防(低・中リスク)においてはLDL-C低下率20～30％，二次予防においてはLDL-C低下率50％以上も目標値となり得る．
- 高齢者(75歳以上)については出典第7章を参照．

日本動脈硬化学会(編)：動脈硬化性疾患予防ガイドライン 2017年版．日本動脈硬化学会，p16，2017より引用

インスリン製剤に関連した在宅自己注射の保険システム

[註] 平成20年3月5日　厚生労働省告示第63号
　　 最終校正：平成30年5月21日
　　 平成30年3月5日　保医発0305第1号

表1　在宅自己注射指導管理料

- 院内処方・院外処方共通
- カートリッジ製剤・プレフィルド（キット）製剤・バイアル製剤いずれの製剤にも共通

在宅自己注射指導管理料	1. 複雑な場合[※1] 2. イ　月27回以下 　　ロ　月28回以上	1,230点 650点 750点
	導入初期加算[※2]	580点

※1　複雑な場合とは，間歇注入シリンジポンプ（CSII）を用いている場合
※2　導入初期加算：新たに在宅自己注射を導入した患者に対し，初回の指導を行った日の属する月から換算して3月以内の期間に当該指導管理を行った場合には，導入初期加算として，3月を限度として，580点を所定点数に加算する．処方内容に変更があった場合には，この規定にかかわらず，当該指導を行った日の属する月から起算して1月を限度として，1回に限り算定できる．

注1　在宅自己注射の導入前に，入院又は2回以上の外来，往診若しくは訪問診療により，医師の十分な教育期間をとり，十分な指導を行う．また，指導内容を詳細に記載した文書を作成し患者に交付する．
注2　入院中の患者に対して，退院時に指導管理を行った場合は，退院日に限り在宅自己注射指導管理料及び注入器加算の点数を算定できる．当該退院月においては，外来，往診又は訪問診療を行って指導した場合においても算定できない．

○院内処方の場合
■カートリッジ製剤の場合

在宅療養指導管理料	在宅自己注射指導管理料	表1
携帯用注入器	注入器加算（処方した場合）	300点/月
注射針	注入器用注射針加算（処方した場合）	200点または130点/月[※3]
薬　剤	薬価基準（円/筒）	

■プレフィルド(キット)製剤の場合

在宅療養指導管理料	在宅自己注射指導管理料	表1
注射針	注入器用注射針加算(処方した場合)	200点または130点/月[※3]
薬　剤	薬価基準(円/キット)	

●薬剤・注入器が一体となったプレフィルド(キット)製剤は注入器加算が算定できない.

■バイアル製剤の場合

在宅療養指導管理料	在宅自己注射指導管理料	表1
注入器 (ディスポーザブルシリンジ)	注入器加算(処方した場合) (注射針一体型の場合)	300点/月
	注入器用注射針加算(処方した場合)(注射針一体型でない場合)	200点または130点/月[※3]
薬　剤	薬価基準(円/バイアル)	

◇注入器加算◇

●院外においては保険薬局にて特定保険医療材料として取り扱う

注入器加算	●カートリッジ製剤の携帯用注入器を処方した場合 ●院外の場合も医療機関のみの取り扱いとなる ●バイアル製剤において,注射針一体型注入器(ディスポーザブルシリンジ)を処方した場合(院内のみ)	300点

●注射針一体型でないディスポーザブルシリンジを処方した場合は注入器加算は算定できない.それに合わせて注入器用注射針を処方した場合は,注入器用注射針加算※3で算定する.

◇注入器用注射針加算◇

※3 治療上の必要があって,1型糖尿病患者又はこれに準ずる状態(糖尿病等で1日概ね4回以上自己注射が必要な場合)にある患者に対して処方した場合;200点.それ以外の場合;130点

○院外処方の場合
■カートリッジ製剤の場合

医療機関	在宅療養指導管理料 携帯用注入器	在宅自己注射指導管理料	表1
		注入器加算(処方した場合)	300点/月

保険薬局	薬 剤 注射針	薬価基準(円/筒)
		特定保険医療材料　材料価格基準(17, 18円/本)

- カートリッジ製剤では薬剤, 注射針の院外処方が可能.
- 携帯用注入器は医療機関のみの取り扱いとなる.

■プレフィルド(キット)製剤の場合

医療機関	在宅療養指導管理料	在宅自己注射指導管理料	表1

保険薬局	薬 剤 注射針	薬価基準(円/キット)
		特定保険医療材料　材料価格基準(17, 18円/本)

- プレフィルド(キット)製剤は, 製剤・注入器が一体となったキットとして薬価収載されているため, 院外処方が可能.

■バイアル製剤の場合

医療機関	在宅療養指導管理料	在宅自己注射指導管理料	表1

保険薬局	薬 剤		薬価基準(円/バイアル)
	注入器 (ディスポーザブルシリンジ)		特定保険医療材料　材料価格基準 (17円/本)

◇血糖自己測定器加算について◇

血糖自己測定器加算は, インスリン製剤の在宅自己注射を毎日行っている患者のうち血糖値の変動が大きい患者等に対して, 医師が血糖コントロールを目的として当該患者に血糖試験紙又は固定化酸素電極(バイオセンサー)を給付し, 在宅で血糖の自己測定をさせ, その記録に基づき指導を行った場合に在宅自己注射指導管理料に加算するものである.

算定対象は糖尿病患者で1日1回以上インスリン製剤を自己注射している患者[※4]

1型糖尿病の患者に限る	月20回以上	月30回以上	月40回以上	月60回以上	月90回以上	月120回以上
	350点	465点	580点	830点	1,170点	1,490点

1型糖尿病の患者を除く	月20回以上	月30回以上	月40回以上	月60回以上
	350点	465点	580点	830点

※4　糖尿病患者以外に12歳未満の小児低血糖症の患者, 妊娠中の糖尿病患者または妊娠糖尿病の患者(別に厚生労働大臣が定める者に限る)でも算定可能

- 3月に3回に限り算定する(当該加算は,1月に2回又は3回算定することもできるが,このような算定ができる患者は,在宅自己注射指導管理料を算定している患者のうち,インスリン製剤を2月分又は3月分処方している患者又は在宅小児低血糖症患者指導管理料を算定している患者に限るものである).
- 血糖試験紙,固定化酸素電極,穿刺器,穿刺針及び測定機器を患者に給付又は貸与した場合における費用,その他血糖自己測定に係る全ての費用は所定点数に含まれ,別に算定できない.

◇保険薬局における材料価格基準◇

カートリッジ製剤及びプレフィルド/キット製剤用

注射針・注射器	価格	商品名(例示)
万年筆型注入器用注射針 ①標準型[※5]	17円	ペンニードル(30G/8mm)
		ペンニードルプラス(32G/4mm)
		BDマイクロファインプラス(31G/5mm)
		BDマイクロファインプラス(31G/8mm)
		BDマイクロファインプラス(32G/4mm)
		BDマイクロファインプラス(32G/6mm)
万年筆型注入器用注射針 ②超微細型[※5]	18円	ナノパスニードルⅡ(34G)

バイアル製剤用

インスリン製剤等注射用 ディスポーザブル注射器	17円	BDプラスチパック/BDロードーズ マイジェクター/マイショット/インシュレット

(平成30年3月5日厚生労働省告示第47号より)

[※5] 万年筆型注入器用注射針 機能区分の定義
　①標準型:②に該当しない万年筆型注入器専用の注射針であること
　②超微細型:針の先端部の外径が33Gまたは33Gより細いものであって,針の根元から先端に向かって細くなる形状又はその他の方法により薬液注入時の負担を軽減する構造を有する万年筆型注入器専用の注射針であること.

(平成30年3月5日保医発0305第13号「特定保険医療材料の定義について」より)

付録　富山大学第一内科のインスリンポンプ(CSII)初期設定用チェックリスト

個人設定　　導入日　　　　　ID　　　　　　　氏名

ポンプの設定		
✓ 項目	自分の設定	設定
残存インスリン時間		2〜6時間で設定
最大ボーラス量		0〜75単位
ボーラス注入速度		標準・急速
ボーラス増減幅		0.025U/0.05U/0.1単位
音/バイブ設定		音・音+バイブ・バイブ：音量1.2.3.4.5
表示オプション		明るさ1.2.3.4.5 自動バックライト15秒・30秒・1分・3分

I. 基礎レート(ベーサル)の初期設定

次の①〜③の中から適宜計算法を選択する.

①使用していた持効型溶解インスリン量からの基礎レートの計算法
　持効型溶解インスリン量の60〜70%を総基礎インスリン量(TBD)とする. TBDを24時間に振り分ける.

②使用していた頻回注射の1日インスリン使用量からの基礎レートの計算法
　持効型溶解インスリン量+追加インスリン量=1日総インスリン使用量(TDD)
　TDDの80%のさらに約30〜40%をTBDとする. TBDを24時間に振り分ける.

③体重からの基礎レートの計算法
　体重×0.7=TDDとし，この約30〜40%をTBDとする. TBDを24時間に振り分ける.
　例)体重60kgの場合:
　　TDD=60×0.7=42単位/日, TBD=42×0.4=16.8単位/日=0.7単位/時
　　基礎レート(=TBD/24時間):　　　　　単位/時 から開始する.

II. 基礎レートパターンの設定

パターン①(ベース)	U/hr	パターン②(　　　)	U/hr
0000-0300		0000-0300	
0300-0600		0300-0600	
0600-0900		0600-0900	
0900-1200		0900-1200	
1200-1500		1200-1500	
1500-1800		1500-1800	
1800-2100		1800-2100	
2100-2400		2100-2400	

Ⅲ. インスリン効果値の設定:インスリン1単位で低下する血糖値
○1700ルール(1500〜2000の間に設定)
 例)TDDが30単位/日の場合:
   1700÷30=56.7(インスリン1単位で56.7mg/dL低下する)
   インスリン効果値:　　　　mg/dL
   ※朝や体重の重い人ではインスリン効果が小さい(下がりにくい)

Ⅳ. 糖質/インスリン比(CIR)の設定:インスリン1単位が処理できる糖質量
●450ルール(300〜500の間に設定)
 例)TDDが30単位/日の場合:
   450÷30=15g(インスリン1単位で15gの炭水化物を処理できる)
   CIR: 朝　　　g/単位,昼　　　g/単位,夕　　　g/単位
   ※朝は300,昼・夕は400程度になることが多いが,初期には毎食前450〜500で計算するのが安全
   ※日本メドトロニック社ミニメド640Gでは,CIRは糖質比と表示される

Ⅴ. 自己の設定を確認する(時間帯によってインスリンの効き方が違う)

時間	目標値	糖質/インスリン比 300-450ルール	効果値　1500-2000ルール

Ⅵ. 絶食試験をしながら食事のときのボーラスを調節する
血糖値が80〜140mg/dLのときに,絶食しても血糖が一定になるようにベースを調節する
①食前血糖と食後血糖3〜4時間値が同じになる
②食前血糖と食後のピークの血糖が30mg/dL未満になる

Ⅶ. 食事ボーラスのタイミングを探す
①直前　②15分前　③30分前

Ⅷ. さまざまなボーラスの方法を知る
①マニュアルボーラス
②ボーラスウィザード
　目標値,効果値,糖質比(糖質/インスリン比)の設定を入力
③スクエアボーラス
④デュアルウェーブボーラス

Ⅸ. 基礎レートの変更の方法を知る
①プリセット一時基礎の設定(運動,授業など)

インスリン療法関連の主要インターネットサイト(2019年4月現在)

日本糖尿病学会
http://www.jds.or.jp/

日本糖尿病協会
https://www.nittokyo.or.jp/

糖尿病ネットワーク
http://www.dm-net.co.jp/

The American Diabetes Association (ADA)
http://www.diabetes.org/

European Association for the Study of Diabetes (EASD)
https://www.easd.org/

International Diabetes Federation (IDF)
https://www.idf.org/

ノボ ノルディスク ファーマ株式会社
http://www.novonordisk.co.jp/
 糖尿病サイト club-dm.jp
 http://www.club-dm.jp/

日本イーライリリー株式会社
https://www.lilly.co.jp/
 知りたい!糖尿病
 https://www.diabetes.co.jp/

サノフィ株式会社
https://www.sanofi.co.jp/
 DM Town
 http://www.dm-town.com/

索　引

【数字・欧文索引】

数字
1,5-アンヒドロ-D-グルシトール（1,5-AG）　170

A
ACCORD　3
ADVANCE　3

B
basal-bolus 療法　48
brittle 型糖尿病　158

C
CGM　2, 72
continuous subcutaneous insulin infusion（CSII）　70
CPR　170
C ペプチド　170

D
DCCT　3
DKA　92

F
flash glucose monitoring（FGM）　2, 136
FreeStyle リブレ　73
　　──Pro　73

G
GA　170
GAD 抗体　170
GDM　121
GLP-1 受容体作動薬　164

H
HbA1c　170

I
ICU　130
IRI　170

J
JDDM　5

K
Kumamoto Study　3

L
Lp（a）　170

N
neutral protamine Hagedorn（NPH）インスリン製剤　30

P
post-treatment painful neuropathy（PPN）　161

R
RLP-C　170

S
SAP 療法　75, 138
SMBG　63

V
VADT　3

【和文索引】

あ
亜鉛　156
アナフィラキシーショック　156
アピドラ注　23
アミロイド沈着　157

い
1型糖尿病　8
1型糖尿病（小児）　123
インスリン アスパルト　22
　　——二相性製剤　26
インスリンアレルギー　155
インスリン拮抗ホルモン　133
インスリン吸収速度　37
インスリン グルリジン　23
インスリン自己免疫症候群　158, 159
インスリン脂肪異栄養症　157
インスリン注射　41
インスリン抵抗性　158
インスリンの吸着　36
インスリン浮腫　160
インスリンペン型注入器　137
　　——用の注射針　34
インスリンポンプ　78, 138
インスリン リスプロ　23
　　——混合製剤　27
インターネットサイト　182

え
エアポート医療機器情報カード　139

か
カートリッジ製剤　31
カーボカウント　85
海外旅行時　136
カリウム補充　104
カルバマゼピン　161
肝硬変　113
患者教育　12

き
基礎インスリン　82
　　——分泌　52
境界型　168
強化インスリン療法　48

く
グラルギン　16, 19
グリコアルブミン　170
グルカゴン分泌　164
グルココルチコイド　133

け
計画妊娠　117
外科手術　8
血圧　171
血中ケトン体　170
血糖コントロール（の）目標（値）　3, 168
　小児の——　125
　妊娠中の——　118
血糖自己測定　63
血糖自己測定器加算　178
血糖測定器　66

こ
抗インスリン抗体　133, 170
高浸透圧高血糖状態　92
高齢者糖尿病　4, 169
高齢糖尿病患者　3
混合型ヒトインスリン製剤　28

昏睡 92

さ
在宅自己注射指導管理料 176

し
持効型溶解インスリンアナログ製剤 16
自己管理 12
自己注射指導 40
脂質異常症 173
持続血糖モニター 72
持続皮下インスリン注入療法 70
シックデイ 114, 152
周術期 130
重症感染症 8
重症低血糖 5, 150
重炭酸ナトリウム補充 106
小児糖尿病 123
診断基準 168

す
膵臓癌 160
ステロイド 133, 136, 156
ステロイド使用糖尿病 133
ステロイドパルス療法 135
スライディングスケール 135

せ
正常型 168
責任インスリン 52
絶対的適応 8

そ
相対的低血糖 150
相対的適応 10
速効型ヒトインスリン製剤 24

ち
チーム医療 12
中間型ヒトインスリン製剤 29
注入器加算 177
超速効型インスリンアナログ製剤 21
治療後有痛性神経障害 160, 161

つ
追加インスリン 86
——分泌 52

て
低血糖 150
デグルデク 16
デテミル 16

と
糖質用インスリン 85
糖尿病型 168
糖尿病合併妊娠 116
糖尿病ケトアシドーシス 92
糖尿病昏睡 8
糖尿病神経障害 113
糖尿病腎症 109
糖尿病網膜症 109, 161
トレシーバ 17

に
二相性/混合型インスリンアナログ製剤 26
乳酸 170
妊娠 116
妊娠糖尿病 120, 121

妊娠中　9
　　——の管理　118
　　——のインスリン療法の実際　120
　　——の血糖コントロール(の)目標(値)　118
　　——の食事療法　119

の

ノボラピッド注　22

は

バイアル製剤　31
バイオシミラー　20
配合溶解インスリンアナログ製剤　25
パッチテスト　156

ひ

皮内反応テスト　156
肥満の改善　164
ヒューマログ注　23
ピルビン酸　170

ふ

不安定型糖尿病　129, 158
プリックテスト　156
プレフィルド/キット製剤　31

へ

ヘモグロビン A1c　170

ほ

補正用インスリン　85

む

無自覚性低血糖　153

め

メキシレチン　161
メタボリックシンドローム　173

ゆ

輸液　103

ら

ライゾデグ配合注　25
ランタス XR 注　16, 18

り

リポアトロフィー　157
リポ蛋白(a)　170
リポハイパートロフィー　157
リン　106

れ

レベミル　20
レムナント様リポ蛋白コレステロール　170

検印省略

インスリン療法マニュアル
定価(本体 2,400 円+税)

1992年 2 月26日	第 1 版	第 1 刷発行
1994年 4 月 8 日	第 2 版	第 1 刷発行
2005年 2 月21日	第 3 版	第 1 刷発行
2008年 2 月11日	第 4 版	第 1 刷発行
2019年 5 月24日	第 5 版	第 1 刷発行
2024年11月26日	同	第 2 刷発行

編 者　薄井 勲・戸邉 一之
発行者　浅井 麻紀
発行所　株式会社 文光堂
　　　　〒113-0033　東京都文京区本郷7-2-7
　　　　TEL (03)3813-5478(営業)
　　　　　　(03)3813-5411(編集)

© 薄井 勲・戸邉一之, 2019　　　　　　　　　　　印刷・製本:広研印刷

乱丁,落丁の際はお取り替えいたします.

ISBN978-4-8306-1393-7　　　　　　　　　　　　　Printed in Japan

・本書の複製権,翻訳権・翻案権,上映権,譲渡権,公衆送信権(送信可能化権を含む),二次的著作物の利用に関する原著作者の権利は,株式会社文光堂が保有します.
・本書を無断で複製する行為(コピー,スキャン,デジタルデータ化など)は,私的使用のための複製など著作権法上の限られた例外を除き禁じられています.大学,病院,企業などにおいて,業務上使用する目的で上記の行為を行うことは,使用範囲が内部に限られるものであっても私的使用には該当せず,違法です.また私的使用に該当する場合であっても,代行業者等の第三者に依頼して上記の行為を行うことは違法となります.
・JCOPY〈出版者著作権管理機構 委託出版物〉
本書を複製される場合は,そのつど事前に出版者著作権管理機構(電話 03-5244-5088, FAX 03-5244-5089, e-mail:info@jcopy.or.jp)の許諾を得てください.

インスリン製剤一覧表(2019年4月調査)

作用機序による分類	一般名	インスリン製剤名	製品名
超速効型インスリン製剤	インスリンアスパルト(遺伝子組換え)	超速効型インスリンアナログ製剤	ノボラピッド注フレックスタッチ
			ノボラピッド注フレックスペン
			ノボラピッド注イノレット
			ノボラピッド注ペンフィル
			ノボラピッド注100単位/mL
	インスリンリスプロ(遺伝子組換え)	超速効型インスリンアナログ製剤	ヒューマログ注ミリオペン
			ヒューマログ注ミリオペンHD
			ヒューマログ注カート
			ヒューマログ注100単位/mL
	インスリングルリジン(遺伝子組換え)	超速効型インスリンアナログ製剤	アピドラ注ソロスター
			アピドラ注カート
			アピドラ注100単位/mL
超速効型をベースにする既混合インスリン製剤	インスリンアスパルト(遺伝子組換え)	二相性インスリンアナログ製剤	ノボラピッド30ミックス注フレックスペン
			ノボラピッド30ミックス注ペンフィル
			ノボラピッド50ミックス注フレックスペン
			ノボラピッド70ミックス注フレックスペン
	インスリンリスプロ混合製剤(遺伝子組換え)	インスリンアナログ混合製剤	ヒューマログミックス25注ミリオペン
			ヒューマログミックス25注カート
			ヒューマログミックス50注ミリオペン
			ヒューマログミックス50注カート
超速効型をベースにする配合薬	インスリンデグルデク(遺伝子組換え)/インスリンアスパルト(遺伝子組換え)	超速効型インスリンアナログ製剤・持効型溶解インスリンアナログ製剤 配合薬	ライゾデグ配合注フレックスタッチ
速効型インスリン製剤	生合成ヒト中性インスリン注射液	速効型ヒトインスリン製剤	ノボリンR注フレックスペン
			ノボリンR注100単位/mL
	ヒトインスリン注射液	速効型ヒトインスリン製剤	ヒューマリンR注ミリオペン
			ヒューマリンR注カート
			ヒューマリンR注100単位/mL
速効型をベースにする既混合インスリン製剤	生合成ヒト二相性イソフェンインスリン水性懸濁注射液	ヒトインスリン混合製剤	ノボリン30R注フレックスペン
			イノレット30R注
	ヒト二相性イソフェンインスリン水性懸濁注射液	ヒトインスリン混合製剤	ヒューマリン3/7注ミリオペン
			ヒューマリン3/7注カート
			ヒューマリン3/7注100単位/mL
中間型インスリン製剤	生合成ヒトイソフェンインスリン水性懸濁注射液	中間型ヒトインスリン製剤	ノボリンN注フレックスペン
	ヒトイソフェンインスリン水性懸濁注射液	中間型ヒトインスリン製剤	ヒューマリンN注ミリオペン
			ヒューマリンN注カート
			ヒューマリンN注100単位/mL
持効型溶解インスリン製剤	インスリン デテミル(遺伝子組換え)	持効型溶解インスリンアナログ製剤	レベミル注フレックスペン
			レベミル注イノレット
			レベミル注ペンフィル
	インスリンデグルデク(遺伝子組換え)	持効型溶解インスリンアナログ製剤	トレシーバ注フレックスタッチ
			トレシーバ注ペンフィル
	インスリングラルギン(遺伝子組換え)[インスリングラルギン後続1]注射液	持効型溶解インスリンアナログ製剤	インスリングラルギンBS注ミリオペン「リリー」
			インスリングラルギンBS注カート「リリー」
	インスリングラルギン(遺伝子組換え)	持効型溶解インスリンアナログ製剤	ランタス注ソロスター
			ランタス注カート
			ランタス注100単位/mL
	インスリングラルギン(遺伝子組換え)	持効型溶解インスリンアナログ製剤	ランタスXR注ソロスター
	インスリングラルギン(遺伝子組換え)[インスリングラルギン後続2]注射液	持効型溶解インスリンアナログ製剤	インスリングラルギンBS注キット「FFP」

● p=プレフィルド/キット製剤, c=カートリッジ製剤, v=バイアル製剤　※定常状態において作用が持続するた